疼痛

THE SCIENCE OF PAIN RELIEF

修復科學

物理治療師

李曜舟 · 著

放鬆筋膜 X 微重訓 精準模式對症解痛，找回身體主控權

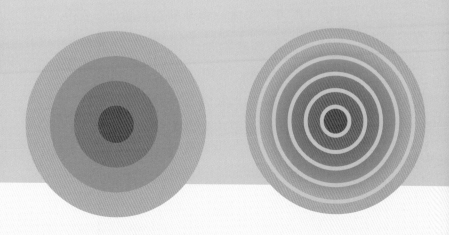

目　錄

CHAPTER *1* 拋棄舊觀念，迎接全新疼痛觀點

CHAPTER **4** 骨盆到大腿的疼痛地圖

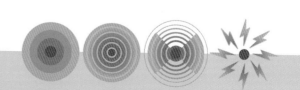

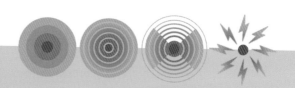

CHAPTER 5 開始扭轉疼痛的命運

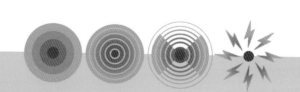

⚡ 推薦序

令人讀得大呼過癮的一本書！

「沒有系統的身體」開卷就讓我驚喜！我們常說身體的運作是牽一髮動全身，甚至筋膜、內臟、情緒都可能跟疼痛有關，但人體到底是如何運作的呢？阿舟老師前一本《呼吸：啟動筋膜自癒的開關》便是我心中的經典，而這本《疼痛修復科學》再進化，運用「動作控制」的觀念，淺顯易懂地教你如何自我評估、微重訓。讓我們成為自己身體的福爾摩斯，覺察並改變動作中造成慢性疼痛的壞習慣。

超全能診所院長暨台灣增生療法醫學會理事長 **王偉全** 醫師

阿舟物理治療師結合專業知識、醫學實證以及實務經驗，將常見的疼痛問題有系統地呈現出來，提供讀者實用的保健觀念與運動方法，以深入淺出的方式解說身體疼痛的問題，是一本改善動作模式的必讀好書。讓讀者能輕鬆閱讀，了解身體修復的科學，恢復身體主控權。

陽明交通大學物理治療暨輔助科技學系 **王子娟** 教授

身體疼痛一直都是健康大敵，擁有正確的觀念、完整的評估與安全的訓練，才能真正拿回無痛身體的主導權。本書利用淺顯易懂的文字，帶領讀者了解疼痛迷思，並提供簡易自我檢測表，讓我們為自己的健康踏出減痛第一步！」

手護健康運動中心院長 **蔡孟婷** 物理治療師

⚡ 作者序

　　很高興也很感謝你翻開了這本書，不論是醫療人員抑或是病患，沒有人希望有任何疼痛發生，面對疼痛，我們站在同一陣線上。然而，就像美國前總統杜魯門說的：「If you can't stand the heat, get out of the kitchen.」意思是「想要進廚房，就不要怕燙。」大家都不希望受傷，但是如果你想要自由自在地生活、自由自在地運動，不管是打籃球、羽球、爬山、自行車、重訓等，任何你所熱愛的活動，都不要害怕跌倒受傷，不要因為害怕疼痛而放棄所有你熱愛或想挑戰的事物。

　　面對疼痛，需要的是更了解它。身在 2022 年的現在，我們非常幸運，知識與醫療資源並非像以往一樣難以取得，要查詢相關資料，不再需要去圖書館一一翻找書籍，搜尋並翻看國外文獻，現在已有許多大大小小的醫院、診所，甚至是醫療人員，都會分享許多有趣的醫療知識和相關文章給一般大眾。然而，網路上的知識並非總是正確，相信你在網路上一定也看過許多類似的文章或影片標題：「一招解決 xxx」、「一個動作改善 xxx」、「三步驟減緩 xxx」。不同的專業領域說的都不一樣，又說得頭頭是道，好像很有道理，同時有許多似是而非的假資訊，全部混雜在一起，讓人分不出真偽。

　　到底誰才是正確的呢？並非是網路上的醫療人員不專業，相反地，他們願意貢獻分享所學已十分難能可貴，但由於字數或是影片長度的限制，可能無法一次囊括所有的狀況。這就像是盲人摸象一樣，在黑暗中，有些人說：「大象長得像長長的大蘿蔔。」有些人說：「不，大象長得像一面牆。」

有些人說「大象明明像一條繩子嘛！」他們有說謊嗎？其實並非如此，只是看的觀點不同。

　　資訊超載的年代，我們缺乏的不是資訊，而是需要過濾的能力。這本書希望用科學的方法，搭配文獻佐證，幫助你過濾網路上各式各樣的資訊，重新理解下肢疼痛的真正原因。這不是一本快速緩解疼痛的書，同時也並非要取代你的醫師或是物理治療師的專業意見，而是打開燈，讓大家大概了解事情的全貌，不再盲人摸象。

　　本書將著重於下肢的部分，舉凡：膝蓋內側痛和膝蓋前側痛，儘管疼痛部位距離很近，卻代表著完全不同的意義；腳踝活動度不夠又是如何讓深蹲變得困難，還讓下肢排列變得歪七扭八；翹臀又該如何訓練，神祕的骨盆底肌如何誘發等，這些有趣的知識，都會在本書中討論。希望藉由有系統的資訊排列，讓你重新掌握身體的主控權，也更加了解身體的運作方式。

　　「怎麼之前都沒人跟我說這些？」、「為什麼我的身體會痛？」、「為什麼我的疼痛總是好不了？」這些應該是我過去在醫院診所時最常聽到的問題了，開設物理治療所後，依然有許多人在一開始時就問出這樣的問題，想必這些問題折磨了許多人。疼痛在不同位置、不同人身上都有不同的意義，很難一言以蔽之。這本書將代替我解答你的疑惑，也希望大家能在這本書中找到屬於自己的答案。

　　準備好了嗎？就讓我們一起進入探索身體的旅程吧！

李曜舟／阿舟物理治療師

Chapter

1

拋棄舊觀念
迎接全新疼痛觀點

疼痛是每個人都可能會遇到的困擾，但在各種資訊氾濫的情況下，如何判斷什麼方法才是正確的？根治疼痛必須先釐清原因，不論是外力造成，還是因為不經意做出違反身體原理的動作，在盲目採用偏方之前，先了解疼痛到底是什麼，以及該怎麼做，才是改善疼痛的最佳對策。

1-1 我們的身體是一個 「沒有系統的身體」

　　惱人的疼痛無所不在。你曾有過只要受傷之後，好像永遠不會康復的經驗嗎？儘管當下的腫脹感消除了、受傷的地方不像一開始一樣那麼刺痛，但這些舊傷就像背後靈，只要一變天，一做某些特定動作，身體就會努力提醒你，過去受過的傷並沒有復原。不管是常見的腰痛、膝蓋疼痛或肩膀痛，甚至是手腕疼痛都是如此。

　　就算每天放鬆肌肉、打過許多針，但是緊繃感還在、疼痛感仍然時不時發生，你或許曾經思考過許多原因，心中納悶著：「身體到底發生了什麼事？」

　　或許受傷的不只是肌肉與骨骼。這是什麼意思呢？因為肌肉修復會遵循一定的進程，從組織受傷到癒合結束，總共分為三個時期，包含：一開始的發炎期（Inflammation）、後續的增生期（Proliferation and Matrix Deposition），和最後的重塑期（Matrix Remodeling）。大部分的情況下，大約3個月左右肌肉的修復就會告一段落，換句話說，如果受損的組織只有肌肉，照理說所有的疼痛應該在3個月後就會改善，甚至是完全恢復。

但實際情況顯然不是如此。以上班族最常見的腰痛來說，根據2012年的綜合分析文獻[1]提到，80%的人過去曾經歷過大大小小的腰部疼痛。儘管在腰部受傷後4週內，大部分會自然好轉，但是其中約20%的人會演變成反覆性發生的慢性腰痛，有時甚至長達一年以上。如果不是肌肉修復的問題，那會是什麼問題呢？

人體的運作方式比想像中的更複雜，身體其實是一個「沒有系統的身體」。在過去，我們將人體分為11大系統，其中包含常見的心肺系統、肌肉骨骼系統、神經系統、消化系統、淋巴系統、內分泌系統等。以往總認為人體的11大系統彼此分工合作、各司其職，完成各自的功能。舉例來說，運動的時候，主要使用的是肌肉骨骼系統和心血管系統；而當我們在呼吸時，主要使用的是心血管系統，這些觀念都十分直覺，不論是一般民眾，甚至是有些醫療人員都這麼認為。但你知道嗎？運動時，肝臟與胃的筋膜也會影響動作表現，肩頸痠痛有可能是來自神經壓迫，腰痛的發生可能是源自心理狀況。雖然大家一般不會這麼想，但近期的實驗發現，以上的狀況都有可能發生。

● 肌肉骨骼與心理狀態

以常見的腰痛來說，在2007年的文獻[2]中提到，比起姿勢不良或是椎間盤突出，對工作的滿意程度、壓力大小更會影響腰痛的恢復速度。過去我們總以為腰痛應該是脊椎的位置跑掉、肌肉受傷抑或是神經壓迫，但研究發現心理狀態有時反而影響更多。

● 腸胃與大腦

另外，在2016年的文獻[3]中，腸道內的微生物種類已被證實與憂鬱症、自閉症或是壓力等情緒相關。作者提到：「腸胃中的微生物可以藉由這樣的迴路，影響大腦的發育、功能甚至是行為。」相反的，大腦的狀態（壓力大小、開心與否），也會反過來影響腸胃的蠕動、通透性、消化與微生物的數量和種類，這二者密不可分，而這樣的關聯又被稱為「腸腦軸線Brain-gut-microbiota axis」這也是為什麼壓力大、情緒容易波動起伏的人，通常腸胃也或多或少有問題。

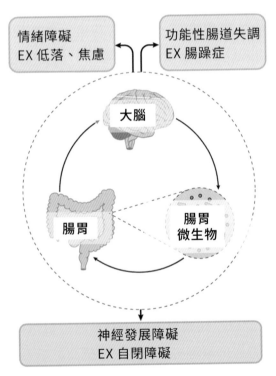

製圖來源：2017, Brain-gut-microbiota axis——mood, metabolism and behavior

阿舟物理治療 製圖

●肩膀疼痛與內臟

在2013年的文獻[4]中，就有提到肩膀痛不只有肌肉骨骼的系統性原因，當內臟發生問題時，也有可能導致長期的肩膀疼痛。舉個比較容易思考的例子，假設我們的身體是一條毛巾，一般來說扭毛巾的動作不會太困難，但如果毛巾中有硬塊或是塞了幾根鐵棒，要扭的時候就會覺得卡卡的，當身體的內臟筋膜卡住或太緊時，就像毛巾中的鐵塊，會讓旋轉變得十分困難，甚至是產生疼痛。

說到這裡，你還認為身體每個系統彼此分開嗎？近期的研究發現，身體其實各個地方都會互相影響，並沒有單一的器官或是組織可以獨立於外，更別說是單一的系統可以獨立運作了。不同的系統互相影響，導致疼痛的複雜化，這是我認為造成久痛不癒的第一個可能原因。

1-2　爲什麼疼痛總是好不了？

　　爲什麼惱人的疼痛總是好不了？如果身體如同前面所說，是一個「沒有系統」的身體，不同系統間會互相影響，那是不是不管腰痛或是肩頸痠痛，只要一痛，就要馬上去醫院檢查全身才能找到問題的核心呢？

　　當然不需要。當疼痛演變成慢性疼痛時，需要思考的是有沒有其他的可能因素，包括：腸胃的狀況、有沒有開過刀、身體是不是有過去受傷所產生的疤痕、是不是睡眠不足或品質不佳（26~64歲每天需7到9小時睡眠）、工作的壓力程度等，這些都有可能會影響身體的整體狀況，進而加重身體的不適。

　　大家可以藉由觀察找回身體的自主權，去發現疼痛是不是與身體其他部分相關，舉例來說：當肩頸痠痛時，常常也會有胃

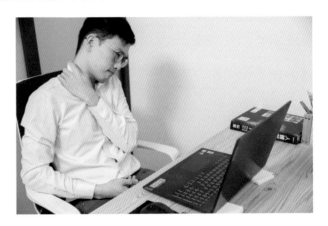

食道逆流或是胃脹氣的狀況發生；懷孕剖腹產後，是不是常常會尾椎疼痛或是髖關節疼痛；工作壓力大時，腰痛也容易復發。這些觀察都可以幫助我們釐清身體發生了什麼事，讓醫療專業人員可以更有效率地幫助你，並嘗試改變生活習慣進而減緩疼痛。

反覆受傷、發炎，是因為你的身體已習慣？

　　前面提到，肌肉修復有一定的進程，從組織受傷到癒合結束，分為發炎期、增生期和重塑期。大部分的情況下，大約3個月左右就會告一段落。這是理論上的理想狀態，但如果肌肉反覆發炎呢？抑或是肌肉一直過度用力，導致受傷的肌肉反覆拉傷、或是肌肉的反應變慢？

　　這些都有可能實際發生，因為一旦受傷後，人體動作的習慣就已經默默地改變。相信大家應該都有扭到腳的經驗，只要一扭傷腳，走路就會開始變得一跛一跛的，身體為了避免壓迫扭傷腳的區域，會不自覺地將身體重量放在沒受傷的腳上。只要扭傷的程度越嚴重，跛腳的動作就會持續越久、越明顯，甚至變成一種動作習慣。之後，就算腳踝扭傷

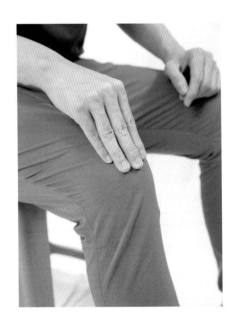

復原、肌肉組織癒合，也不再疼痛，走路的方式可能也無法完全變回原本的動作方式。有時拿起鞋子，會發現鞋底的磨損程度左右二邊不同，這其實就是一種徵兆。若是接下來同一隻腳的腳踝時不時就扭傷，膝蓋在幾個月後開始出現疼痛，可能都是因為身體的動作模式早已發生變化，這是我認為久痛不癒的第二個原因。

如果有搜尋相關文章或是衛教影片的話，大致上都會知道如果肌肉受損，該如何去幫助修復：冰敷、熱敷、輕微拉筋、適當承重等，本節最後也有詳細介紹。但是沒有人告訴我們，當動作受損或是肌肉的使用習慣錯誤該怎麼辦？有沒有方式可以幫助身體的動作更加平衡？

在回答這個問題前，想問正在看書的你：如果想擺脫反覆受傷的惡性循環，願意付出多少努力？長達幾週、幾個月甚至是幾年的疼痛，什麼時候才會完全改善呢？

修復動作受損的方法絕對是有的，但就像健身一樣，需要花時間累積。研究發現，修復動作需要每天執行，至少持續2週以上，才會開始變成一種習慣，能夠有效減少80%的疼痛復發率。只要經過精準的測試、選擇對的運動並持續執行，那麼就可以擺脫持續復發、反覆疼痛的噩夢。

接下來的關鍵就是：如何挑選對的運動，和如何找出問題的真正原因。

「建造從破壞開始」，過去這幾年間，透過講座或是之前在醫

院，我曾接觸過大量病人和健康民眾，發現有許多人的觀念都十分老舊且不完全正確，有些迷思甚至可能會導致疼痛更頻繁發生。舉例來說，就像一定要用力抬頭挺胸才能避免腰痛。而有些觀念則會讓人生活在恐懼之中，像是年紀大就一定會得關節炎等。這些觀念其實都不一定正確，因此在第一章接下來的內容，將會列舉最常見的動作與疼痛迷思，一一破解。

從第二章到第四章，將依照身體的各個區域和部位，用最新的文獻與淺白的內容告訴大家，該如何藉由疼痛的位置、動作的測試，簡單又精準地找到問題並徹底解決。第五章，也是我最喜歡的一個章節，是針對想減緩疼痛，但依然遲遲無法運動的亞健康族所設計。在最後一章，將藉由動作的精準控制，確確實實地訓練無力的肌肉與動作本身，我將這種運動稱為「微重訓」。

好痛！扭傷、撞傷，受傷後該如何復原？

受傷後該怎麼辦？根據嚴重程度，處理方式也略有不同，若僅是扭傷、撞到，並沒有骨折，可以遵照《英國運動醫學雜誌》（British Journal of Sports Medicine）在2019年4月提出的傷害處理原則：PEACE & LOVE 原則。不過，如果是嚴重的摔倒或車禍，明顯有骨折狀況發生，在受傷當下絕對不能移動患側部位，而是聯絡並等待急救人員抵達給予專業處理。

急性處理 PEACE 原則（受傷後 1~3 天內）：

P Protection 保護
刚受傷後的 1~3 天內，避免再做更多動作或運動。

E Elevation 抬高
受傷後，於急診前將患側腳抬至高於心臟處，避免腫脹。

A Avoid 避免
刚受傷後幾天內，身體內的組織和血液會立刻開始修復，也會產生紅腫熱痛等反應，這時應避免服用抗發炎藥物，除非疼痛到難以忍受。

C Compression 加壓
受傷後當下，可以使用彈性繃帶或貼紮，降低下肢腫脹和出血。

E Education 認知教育
了解組織受傷的進程，避免過度的擔心害怕或是期待（像是希望骨折骨裂在 2 週內癒合，依照組織癒合進程是較困難的。）。

舟 阿舟物理治療 製圖

亞急性處理 LOVE 原則（受傷 3 天之後）：

L Load 承重
與你的物理治療師和醫師討論，如果沒問題的話，提早開始練習承重。

O Optimism 樂觀
積極且樂觀地面對受傷這件事，幫自己加油。

V Vascularisation 有氧
適當增加心肺有氧訓練，提高身體的血液循環速度，幫助患側更有效修復。

E Exercise 運動
有計畫地規劃運動，像是在不造成疼痛的狀況下擺動膝蓋，增加肌力的徒手訓練或重訓等。

阿舟物理治療 製圖

1-3 關節炎的迷思：年紀大就一定會發生嗎？

很多長輩年紀到了，總是這邊痠那邊緊，常常走沒幾步就開始膝蓋疼痛或是髖關節卡卡，關節也開始有關節炎的狀況等，難道年紀大就一定會有關節炎嗎？這可不一定！

退化性關節炎真的是老年人的惡夢嗎？

一般來說，常見的關節炎包括：類風濕性關節炎、退化性關節炎、痛風、僵直性脊椎炎等。而退化性關節炎的確是65歲以上最常見也最讓人困擾的疾病，隨著年紀增長，關節炎的發生率也越高，最常見的退化性關節炎發生於膝蓋、髖關節、手部等，不論哪一種，都會讓生活產生極大的變化。膝蓋與髖部的關節炎會讓走路變困難，走沒幾步路就需要休息，甚至連從椅子上站起來也是一種折磨，彎曲或伸直都會有「咖咖」的聲響，好像一直在摩擦；手部關節炎會讓我們難以拿起水杯、碗盤，就連吃飯這件每天都要做的事也變得困難重重，拿筆寫字或是打電腦就更不用說了。

　　退化性關節炎有許多惱人的症狀，但要如何才知道這是一般的肌肉痠痛，還是退化性關節炎呢？其實退化性關節有許多明顯的特徵，其中包含：

1. 持續性疼痛。
2. 剛起床的時候關節卡卡的。
3. 動作功能受限。
4. 轉動關節的時候會有「咖咖」聲響。
5. 活動角度受限。
6. 醫生用影像診斷發現關節有退化性變化。

　　以上這六種關節炎特徵[5]，若發現自己有超過三種以上，「可能」就有退化性關節問題，建議先尋求醫生和專業的物理治療師，確認你的關節活動度和骨頭是否有變形。

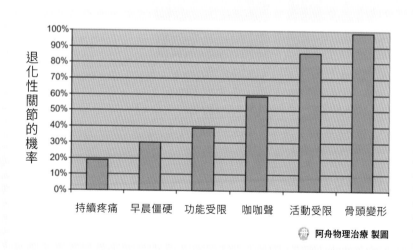

阿舟物理治療 製圖

膝關節退化程度分級

根據 Kellgren-Lawrence Grading Scale 分類

0 級	1 級	2 級

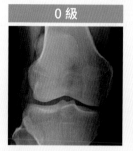 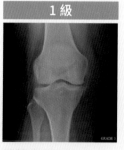 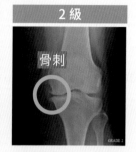

正常
無影像學變化

關節空間疑似狹窄
疑似有骨刺生成

關節空間疑似狹窄
確認有骨刺生成

3 級	4 級

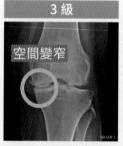 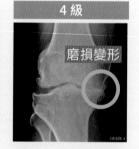

關節空間確認狹窄
有多處中等骨刺生成
硬骨可能變形

關節空間明顯狹窄
有大型骨刺生成
硬骨互相磨損變形

一般膝關節與膝關節炎的 X 光照，左邊是正常的膝關節，越往右
則退化性變化越嚴重。

阿舟物理治療 製圖

儘管過去認為退化性關節炎的發病率會因為年紀越大而越高，但近幾年醫療科技持續進步，關節炎的發生機率其實已經被過度高估了。關節炎發病率最高的年紀大約是75歲左右，也就是說，75歲是最容易得退化性關節炎的年紀。猜猜看，在這個年齡層中，大約有多少百分比的人會有關節炎的問題呢？不同部位有不同的發病率，膝關節炎的16~17%最高，其次是髖關節炎的6%，最後則是手關節炎的4~5%。你發現了嗎？儘管退化性關節炎是年長者最常見的疾病，但患者人數也不過2成左右，剩下7到8成的人根本沒有關節炎的問題[6]。

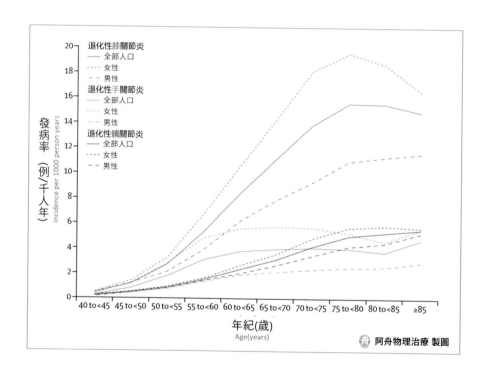

至於第二常見的類風濕性關節炎，根據2017年的文獻[7]，患有類風溼性關節炎的人數，占所有成人的0.53%至0.55%（其中男性為0.29%至0.31%，女性為0.73%至0.78%）。也就是一百個成年人當中，不到一個人患有類風濕性關節炎，更不用說發生率更低的痛風性關節炎與僵直性關節炎了。其實關節炎發生的機率並沒有想像中的那麼常見，儘管年紀越大的確越容易得關節炎，但最高的情況也只有20%左右。

▍想要老當益壯？
▍阻力訓練讓你平衡感變好、健步如飛

年紀大，常常肩頸痠痛或是雙腳無力，甚至會有些疼痛，很大的原因，純粹是隨著年紀增長，肌肉開始萎縮，導致肩頸痠痛與下肢無力。此時你需要的不是看醫生、吃藥，而是需要立即開始運動，努力增長肌肉。

這不只是口號，而是真實需要注意的事情。2017年的研究統計發現，當年過50歲時，每年會減少約1~2%的肌力，每十年相當於減少12~15%的肌力，別小看這些變化，這會讓你從原本45歲的健步如飛，變成55歲的緩慢走路、65歲的舉步維艱，甚至到75歲的輪椅生活。肌力的下降，同時也會讓平衡與耐力變差，年長者的惡夢：「跌倒」，也會隨之發生。

那麼，該怎麼辦呢？答案就是：阻力訓練。你相信嗎？阻力訓練會讓肌肉回春20年。研究發現，50歲以上的男女，只要進行

12~24週的阻力訓練，就可以使肌力增長至少25%，相當於回復20年所流失的肌肉量，隨著強度增加，改善的效果也越好。除此之外，持續15週以上的訓練，會讓平衡反應變好，70歲以上跌倒的機率下降、走路的速度變快，也能改進爬樓梯的能力。

　　儘管阻力訓練對於年長者有非常多的好處，但對初學者來說，可能很難馬上達到每週運動3次、每次運動30分鐘以上的門檻，但只要開始運動，就遠比什麼都不做好。

　　運動的效果遠比你想像中的久，之前曾有研究探討運動中斷會發生什麼事，研究者將平均年齡為72.5歲的年長者分為三組：第一組是訓練組，在五年間不間斷訓練；第二組是半途而廢組，在前二年訓練，後三年停止不訓練；第三組是從沒開始組，在這五年中都沒有訓練。研究發現，第一組的肌肉量遠比第三組高出44%以上，有趣的是，第二組也比第三組多出15.6%的肌力，因此只要開始運動，就是一種進步。

1-4 拉筋
眞的可以預防受傷嗎？

　　運動前伸展股四頭肌或是放鬆小腿肌群，應該是再自然不過的事，不論在運動場上或是在健身房前，或許都曾看過別人這麼做，但每個人都在做不代表「應該」這麼做。拉筋，一般分為靜態拉筋與動態拉筋兩種。用一張圖就可以解釋：

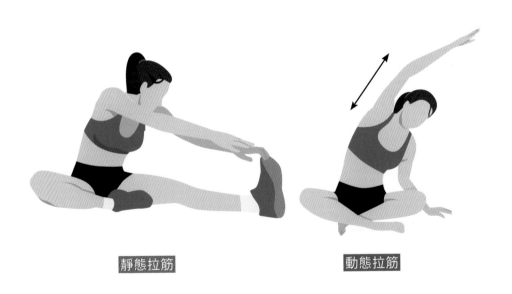

靜態拉筋　　　　　　　　　動態拉筋

● 靜態拉筋

是我們最常做也最常見的拉筋方式，將身體往末端角度拉到緊繃位置後，停留約30~60秒。

● 動態拉筋

動態拉筋與靜態拉筋動作一模一樣，差別僅在於拉到緊繃後不停留直接返回，並反覆進行多次。

目前已有大量研究發現運動前進行靜態拉筋，其實無法真的預防受傷。相反的，研究發現[8]，靜態拉筋甚至還有可能造成運動表現和力量的下降，而這個現象有專用的形容詞：Stretch Induced Strength Loss（牽拉造成的肌力喪失）。在2014年的一篇文獻回顧[9]發現，靜態伸展對於需要速度與敏捷的相關運動，包含衝刺或是籃球等，皆會降低速度與動作表現。而對於耐力型運動，像是馬拉松、騎腳踏車等也是如此[10]。

靜態拉筋對於重訓的表現呢？看來也不太樂觀。大量研究發現重訓前靜態拉筋，會讓重訓的最大重量（1RM，一次反覆最大重量）降低，同時對次大重量也有抑制的效果，會讓1RM 85%重量的重複次數降低。

除此之外，若靜態拉筋時間越長，運動表現降低的幅度就越大。綜合研究發現，總靜態拉筋時間在30~60分鐘之內，導致力量下降平均為22%（範圍為14~28%）；而較短的總靜態拉筋時間，力量下降範圍為2%至19%（平均約為8%）。

你是否還在運動前靜態拉筋呢？可能需要重新思考一下是否必要了。

為什麼靜態拉筋反而會讓運動表現變差？

研究發現主要有二個原因：

1. 神經適應性

靜態拉筋會造成肌肉對於牽拉的反應變慢，以及運動神經元被抑制。這是什麼意思呢？一般肌肉在被拉長時，會反射性地收縮以保護肌肉不會受傷，被稱為「牽張反射」。這樣的反射，同時會幫助肌肉維持張力和力量，而長時間的靜態拉筋會抑制肌肉的牽張反射，造成運動中的肌肉反應和力量下降。

2. 肌肉長度與張力曲線右移

第二個可能原因，是長時間拉筋導致肌肉的功能性長度變長。大家都或多或少知道，肌肉不是在全部的活動範圍力量都相同：在中間的活動範圍力量最大，肌肉拉長或是縮短時的力量較小，這樣的關係被稱為「肌肉長度與肌肉張力的關係（Length-Tension Relationship）」。當肌肉長度變長時，肌肉的長度與張力曲線就會右移，導致正中位置的力量下降，進而造成運動表現下降[11]。

以p.31圖中的二頭肌彎舉訓練為例，當手臂彎曲呈90度時，容易發揮最大的力量，在伸直（右圖）和彎曲夾緊時（左圖）反而比較難出力。拉筋會導致整個曲線往右邊移動（紅線→藍線），然而身體不一定能馬上習慣新的肌肉長度，進而造成動作表現變差。

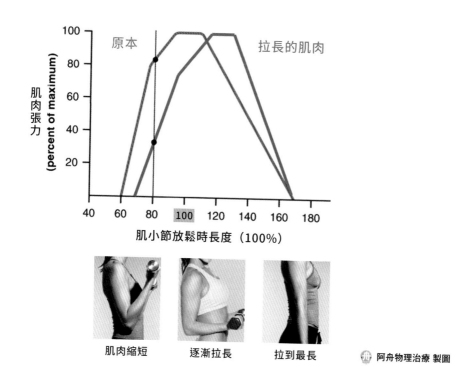

原本　　　　　　　　　　拉長的肌肉

肌肉縮短　　逐漸拉長　　拉到最長　　　　　阿舟物理治療 製圖

▌現在開始動態拉筋和滾筒按摩

　　如果說運動前拉筋不是個好選擇，那麼在運動前能做哪些準備呢？最常見的準備方式包含二種：動態拉筋和滾筒。

●動態拉筋

　　靜態拉筋最常見的方式，是將手往上扳、或是將腳往後壓到緊繃的位置後，停留1~2分鐘再回到原本的姿勢。而動態拉筋則完全不同，雖然是一樣的動作，但抵達緊繃的位置之後完全不停留，直接回到起始位置，反覆來回。類似開合跳中將手舉到最高點後回到最低點，重複來回多次。

動態拉筋除了能夠有效增加關節活動度以外，也能讓肌肉中的血管擴張、體溫升高、肌肉恢復彈性與張力。眾多研究發現，動態拉筋會讓運動表現有所提升，不管是耐力型運動、衝刺型運動或重訓皆是如此。小小的改變，卻有天差地遠的不同。

●滾筒 / 筋膜球

　　滾筒按摩或筋膜球按摩，應該是另一個大家常使用的放鬆方法。研究發現，滾筒能夠有效地減緩肌肉疲憊、協助肌肉修復和避免延遲性肌肉痠痛（Delayed Onset Muscle Soreness，DOMS）。

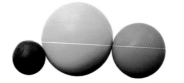

　　延遲性肌肉痠痛是什麼呢？其實只要有運動的人一定都經歷過，像是練完腿後隔天走路困難，或是練完二頭肌之後，隔天手舉不太起來。這種練完當下好像沒什麼感覺，但是過了半天、一天後，變得越來越痠痛的現象就稱為「延遲性肌肉痠痛」。根據2015年的一篇系統性回顧[12]發現，短短1~5分鐘的滾筒放鬆，也能有效增加關節的活動度，讓動作做起來不卡卡。若是在運動後馬上做10~20分鐘的滾筒按摩，則能更有效地減緩肌肉的疲憊感和延遲性肌肉痠痛。

綜合以上說明，靜態拉筋的確有它的好處，可以幫助關節活動度變大並將緊繃的肌肉放鬆。平時下班後的伸展或放鬆是沒問題的。但如果想減少運動時受傷的機率，或是想要讓運動表現更好的話，研究告訴我們，運動前靜態拉筋並沒有辦法達到目的。要增加關節活動度或是幫助暖身，建議選擇滾筒或動態拉筋。

　　實際上，運動前後的暖身和放鬆該怎麼安排，圖中有很清楚的解釋。實際時間則是依照個人的喜好增減。一般而言，運動前後的暖身各占運動整體時間的六分之一，舉例來說，運動一小時，可以安排運動前的暖身＋滾筒大約15分鐘→主要運動60分鐘→運動後的收操15分鐘，以此類推。

運動前		運動中	運動後	
滾筒／筋膜球	動態拉筋	主要運動	緩和運動	滾筒／筋膜球

阿舟物理治療 製圖

1-5 習慣性翹腳，讓你的脊椎、骨盆一去不復返

「坐姿」，可以說是人們在清醒時最常使用的姿勢了。不管是從幼稚園開始的上學時光、考大學的考前衝刺，抑或是出社會後持續工作、通勤時搭大眾運輸交通工具，當然，回到家之後不免俗地會坐在椅子上或是半躺在床上滑滑手機、看看電視，這些都是以「坐姿」進行，可以說是最常見的日常景象。

然而人類並不是天生就適合久坐。長期久坐是工業時代才開始普遍發生的現象，人類文明已經發展了上千年，從像猴子一樣以四足走路為主，到雙腳著地站立起來，則是演化了近20萬年，相比之下，人們真的是從最近才開始逼不得已地坐在椅子上。

「坐姿」是以屁股為主要支撐點，與在地上爬的動物不同，直立的姿勢讓壓力越往下越大，頭的壓力傳給脖子、上半身的壓力都給腰部、腰部以上的所有壓力則是交給了臀部。坐下時，身體大半的重量都交給臀部的組織支撐，久了當然會開始覺得有點壓力，或是想變換一下姿勢，其中翹腳就是因此而導致的常見姿勢之一。

翹腳造成骨盆後傾、胸腰椎歪斜又駝背！

你知道嗎？翹腳和適當變換姿勢其實一點都不成問題，因為腰部以上的壓力全放在屁股上，組織壓力需要釋放，偶爾翹腳或是起來走動是完全正常的。問題是，你是否有發現，自己總會固定翹某隻腳呢？有時甚至坐著不翹腳就渾身不自在，腳才剛放下來沒多久，又馬上翹回去，讓翹腳成了常態。習慣性長期翹腳，讓姿勢固定許久，這才是真正的問題所在！

有些人認為會造成骨盆和脊椎的歪斜，甚至會造成脊椎側彎，這是真的嗎？這是網路上的危言聳聽，或單純只是偽科學？也有許多人詢問，翹腳分那麼多種，有些是雙腳膝蓋交疊、有些是一腳腳踝放在另一腳的膝蓋上、有些則是像網美拍照一樣，只是雙腳腳踝互相交叉而已，不同的姿勢會不會也有不同影響呢？

原來真的有差！2013年曾做過相關的實驗[13]，請26位年紀約22歲的年輕男性，比較剛剛提到這三種翹腳方式對於腰椎、胸椎和骨盆的影響。同時測量脊椎是否也會發生側彎。研究發現，不管是哪一種方式，都會讓骨盆往後倒骨盆後傾、胸椎和腰椎彎曲導致駝背。

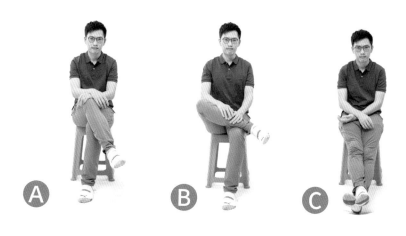

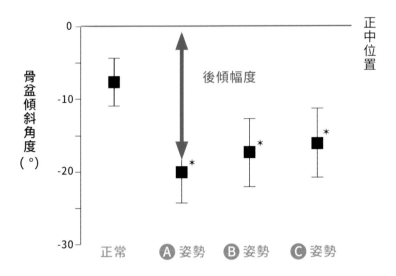

翹腳是否會引起脊椎側彎，答案是顯而易見的。所有翹腳姿勢都會讓脊椎歪掉，其中又以我們最常使用的翹腳方式（p.37 A姿勢）和雙腳腳踝交疊這二種方式，導致的脊椎側彎最為嚴重（p.37 C姿勢）。

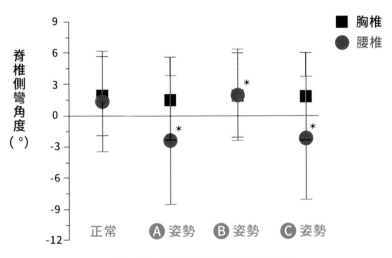

註：「*」符號代表具有顯著性差異。

骨盆已經歪了，換一邊翹腳有救嗎？

回答這個問題的答案之前，或許可以思考一下下列幾種情境：捏二個一模一樣的黏土容易嗎？畫二張一模一樣圖片會不會很難呢？每次都用四、五種顏料混合出色調一模一樣的顏色，會不會難以達成？如果真的嘗試去做過，會發現要做出類似的並不難，但想要一模一樣就真的很不容易。

回到原本的問題：翹腳導致的歪斜，會不會因為換邊翹平衡回來？答案就跟上述情境十分類似：可能會，但不一定會完全平衡回來。翹腳影響到的關節非常多，包含胸椎、腰椎、骨盆本身、薦椎、髖關節、膝蓋等，這麼多不同元素，在長期翹同一側腳後，造成的歪斜就像是用四、五種顏料組合成的顏色，要換邊調回來十分困難。更別說長期翹腳的人早就養成習慣，要克服身體上的歪斜和身體使用的習慣，硬要拉回來不是件簡單的事。甚至，也有可能讓脊椎歪向另一邊。

該怎麼辦呢？首先，必須停止翹腳。至少讓脊椎和骨盆停止歪斜。多嘗試各種不同的運動，包括：瑜伽、彼拉提斯、社交舞等，接觸除了坐姿、左右側彎以外的姿勢，避免更加惡化，甚至可以藉此慢慢地回復正常姿勢。另外，2013年的同一篇研究也發現翹腳會讓某些肌肉（像是腹外斜肌）收縮變得緊繃，可以藉由本書分享的放鬆與運動動作，幫助你矯正歪來歪去的骨盆。

1-6 「筋膜」是身體的第二個骨架

　　「筋膜」的概念在近幾年中變得十分常見，你或許聽過、大概了解筋膜相關的知識，也會知道筋膜與力量的傳遞有關，像是小腿肌群的筋膜會影響腰部的筋膜、手指和手腕的筋膜會影響肩膀周遭的筋膜張力，因此有時候單純處理出問題的組織並沒有效，因為問題的來源可能是其他區域的筋膜發生問題，一切都是因為筋膜對於力量的傳遞。

　　但筋膜卻遠遠不只這麼簡單，你知道「筋膜」是身體的第二個骨架嗎？

筋膜到底在哪裡？

　　吃雞肉時，將肉撥開，可以看到肉和皮之間一層半透明乳白色的膜，這就是筋膜在身體中的樣子。但這只是三種筋膜中的一種，它不僅僅是包覆肌肉，還包覆了腸胃、肝臟、肺臟與心臟等臟器。剛剛所提到那層皮膚底下的筋膜是「淺層筋膜」，也就是在皮膚與肌肉之間的筋膜組織。更深一點，則有「深層筋膜」將一條條的肌肉包覆起來，不同條肌肉也會有不同的筋膜。在我們的肚子和胸口

中，則有專門包覆心臟、肺臟、小腸等內臟的「內臟筋膜」。

的確，筋膜有部分特性跟肌肉很像，像是充滿水分、像彈簧一樣可以蓄能，甚至具有部分收縮的能力，但可別因此混淆，筋膜與肌肉就像是親兄弟，儘管相似，但終究不同。「肌肉」是單純讓二塊骨頭活動，影響單一或是雙關節，則看肌肉附著的地方而定；「筋膜」是貫穿身體的一層緻密結締組織，它可以藉由張力影響多個關節。因此，手指的筋膜影響肩膀的緊繃，或是腹部橫膈膜的張力影響扁平足或拇指外翻等，都是有可能的。

如果說身體的骨頭，就像是建築物中的鋼筋，幫助支撐起我們的身體，那麼「筋膜」就像是建築物中的水泥，連結著每個軟組織，避免在動作過程中，身體的組織四處亂跑。你有想過，為什麼跑步的時候心臟不會跑到後面呢？在重訓的時候，為什麼肌肉不會在收縮過程中東滑西滑呢？其中很大的原因是：筋膜包覆著每一條肌肉與每個內臟，幫助這些組織固定在骨頭上、懸吊在腹部裡。

▍肩頸痠痛，是肌肉緊還是筋膜緊？

肩頸痠痛或是跑步後的小腿緊繃，到底是肌肉緊還是筋膜緊？你或許會覺得這二種沒什麼差，只要按摩放鬆就好啦！理論上是如此，但其實肌肉和筋膜的放鬆是完全不同的，這與它們本身的特性有很大的關連。

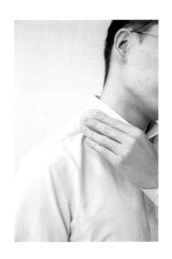

「肌肉」是一束束的束狀組織，因此當肌肉緊繃時，用筋膜球或是用滾筒都是很好的放鬆方式；但「筋膜」並非一束束的型態，因此單純用筋膜球或滾筒按摩的放鬆效果有限，必須以按摩搭配動作，或是用推揉的方式，會比單純按壓更加有效。

肌肉與筋膜的放鬆方式

肌肉：筋膜球或滾筒按摩放鬆。
筋膜：按壓的同時搭配動作、推揉的方式。

如何分辨到底是肌肉還是筋膜出問題？

肌肉和筋膜二者很像，所以很容易覺得他們是一樣的，但其實可以藉由二者不同的特性去分辨到底哪裡出現問題。例如，不同溫度，肌肉與筋膜表現就不一樣。人體的溫度分布其實並不平均，身體中央的核心溫度比較穩定，大約維持在36.5~38°C之間，而四肢的溫度變化很大，有時甚至可以相差到10°C左右，中間的變化取決於環境溫度和肌肉的使用程度。

在羅伯特‧施萊普博士所著的《筋膜運動學》當中提到：當我們開始運動或是環境變熱、組織溫度升高時，會讓肌肉中的鈣離子釋放，幫助肌肉的變得比休息時更加緊實有彈性；然而筋膜並沒有這樣的機制，它的表現就像將放在冷凍庫的牛肉拿出來加熱一樣軟軟的。

相反的，當我們停下來休息或是環境變冷，組織溫度下降時，肌肉纖維就會變得相對鬆弛且沒有力量，筋膜反而會像是將牛肉放在冰箱一樣，變得硬梆梆。

肌肉與筋膜的特性

運動中 / 熱：肌肉緊繃有彈性；筋膜癱軟。
日常生活中 / 冷：肌肉癱軟；筋膜緊繃。

運動後暖身完，身體變得比較熱以後，並不是所有的肌肉與筋膜都會變軟變鬆，而是裡面的肌肉變得結實有彈性，外面的筋膜變得鬆弛，結果會是怎麼樣呢？

●運動時，總是覺得緊緊難以熱開──筋膜發生問題

你是否每次都需要暖身很久，身體才會熱開，活動度才會比較大？身體變熱時，肌肉緊繃有彈性、筋膜癱軟。如果覺得動作還是很卡，難以拉開，有可能是因為筋膜太緊了（肌肉在這時候緊繃是正常的），你可以撥開肌肉與肌肉之間的筋膜幫助增加活動度。

●休息或日常生活中，肩頸卡卡動不了──肌肉緊繃

同樣的，在休息後，肌肉還是十分僵硬緊繃，不容易放鬆，那是什麼地方發生問題呢？身體冷卻時，肌肉癱軟、筋膜緊繃。如果肩頸卡卡，就有可能是肌肉的問題（筋膜在這時候緊繃是正常的），此時可以針對單點按摩肌肉，讓肌肉更容易學會放鬆。

建立正確的動作模式，讓身體不再僵化！

　　膝蓋的問題卻來自腳踝？中間發生了什麼事？這其實不是單一個案，在過去的臨床經驗中，膝蓋疼痛的狀況很多的時候來自於其他區域的問題。

　　簡單做個測試就可以明白，站起來，雙腳打開與肩同寬，腳掌朝向正前方踩穩，將手往上舉高，這時，盡可能往下蹲到最低。觀察一下，你的膝蓋會不會往內扣或是腳掌不自覺打開？有辦法輕鬆蹲到最低嗎？會不會覺得有點困難？接下來做一個小小的變化，將後腳跟用鞋子墊高，再做一次一樣的動作。神奇的事發生了，這一次是不是覺得輕鬆很多呢？

　　這就是「腳踝」影響「膝蓋」的簡單例子，藉由改變腳踝的動作，影響我們的全身，同時讓膝蓋動作變得更加輕

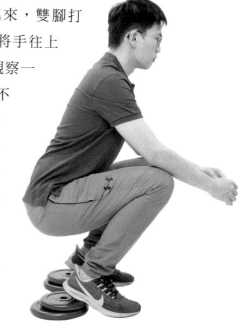

僅是在腳跟底下墊高，也會大幅影響深蹲的難易度。

鬆。當然，我們平常並不會常常蹲到底，但是可以藉由這個動作觀察像在穿鞋子、彎腰拿東西，或是跑步、爬山的時候，有往下蹲或是彎膝蓋的動作，會不會膝蓋其實已經默默且快速地往內扣，卻沒有發現。往內扣會讓膝蓋內側的肌肉縮短、膝蓋外側的肌肉拉長，造成二邊肌肉的不平衡，《肌肉骨骼系統肌動學復健醫學基礎》一書中提到，反覆做這個動作，有可能造成髕骨外翻與膝蓋疼痛。

正確的動作習慣，才能解決身體說不出的痛

有許多身體默默在做、我們卻沒有發現的動作，在學術界稱為「動作模式」，也等同於動作的習慣。動作模式沒有好壞之分，但是如果做許多動作都習慣用同一種動作模式的話，疼痛與不適就有可能出現。

舉例來說，有些人走路外八十分嚴重，如果要他們腳掌朝內或朝前走，就好像瞬間不知道怎麼走路似的，走起路來歪七扭八；有些人坐著的時候習慣翹其中一腳，如果不翹腳或是改翹另一隻腳就會覺得十分彆扭；有些人在站姿或是坐姿時，常常會不自覺駝背，就算提醒他們挺胸，也非常吃力，沒多久就慢慢變回駝背。上述這些例子比比皆是，這些習

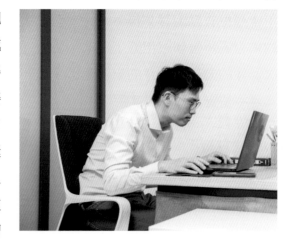

慣性動作代表著身體可能有些不對稱，或是身體的動作已經僵化。

　　僵化的身體動作並不是一天兩天突然造成的，而是長期累積下來的結果。2015年有一篇文獻[14]專門探討這個現象，作者發現身體失去動作選擇權的原因可以歸類為下列的四大因子。而這些項目，也是我們之後做運動必須時時注意的要點。

奪回動作主導權的第一步：覺察（Awareness）

　　缺乏選擇性的第一個原因，就是身體根本沒有發現有哪些選擇。試著回想，從小到大我們的注意力總是放在外面，包括身體的姿勢是否挺直、身形好不好看，抑或是體適能的成績—跳得多高多遠、跑得多快多久，我們總是從外界標準來看自己的身體表現，卻很少從內在去感覺身體的樣貌。長久下來，只注意到身體外在的表現，而不會注意身體是如何達到這些狀態，直到現在都持續如此。

　　現在，我想邀請大家開始啟動「動作的覺察」。感覺一下，你是否可以意識到身體的位置或動作呢？舉例來說，平常坐著會不會總是習慣翹起特定的腳？站著的時候，會不會發現重心偏左或偏右；輕鬆站姿的情況下，是否可以意識到兩腳打開的幅度可能不一樣，或是頭總是偏向一邊呢？這些不一定是問題，但可以當作是一個開始，先從裡面往外面看看目前的身體樣貌，並藉由之後的運動，觀察會不會發生什麼改變。

奪回動作主導權的第二步：控制（Control）

你是否可以輕鬆控制讓動作放慢而不憋氣？是否可以控制動作的速度與關節的活動？例如，在趕時間的時候，總是用非常快的速度走路，趕著下一班公車或是捷運，有時候甚至快到要跑起來一樣；相反的，你是否可以用彷彿在播慢動作影片一樣的慢速走路，而不覺得彆扭呢？

奪回動作主導權的第三步：強度變化（Varied Intensity）

那麼多種日常活動，對人體來說其實只分為兩種強度：「低閾值」與「高閾值」動作。

「低閾值」動作，簡單來說就是日常生活中可以輕鬆完成的簡單動作，不須太費力、也不會用力到爆青筋，就像是走路、翻身、上下樓梯、鍵盤打字等；「高閾值」動作與低閾值動作正好相反，這種活動需要爆青筋、流汗，也非常費力，可能需要憋氣，而且會強烈感受到肌肉出力，像是深蹲、硬舉、短距離衝刺跑等。

你的身體是否能夠有效使用不同的肌群完成「低閾值」與「高閾值」動作？還是會不自覺使用高閾值的策略完

成低閾值活動呢？明明應該是輕鬆有效率的打字動作，但總是會不自覺聳肩、憋氣，或呼吸短淺、腹部收緊、手掌不自覺握拳？上下樓梯時，動作應該是輕鬆且輕盈的，但卻總是會無法控制地大力踏步？如果是，那麼你身體裡的肌肉可能無法分辨日常生活的動作難度，而胡亂出力。

奪回動作主導權的最後一步：多樣性（Variability）

動作策略不是只有「單一選擇」。例如，彎腰的時候，可以選擇讓髖關節彎曲比較多，或是讓腰椎彎曲比較多；在抬頭看天花板的時候，可以選擇使用上頸椎比較多，或是讓上下頸椎一起連動。

做出動作的方式理應是非常多變且多樣的。例如，當你要撿起掉落在地板上的一千元，你有辦法想到且做到十種不同的撿起方式嗎？或許有人會直接彎腰下去撿起來，或是用腳夾起拿到手邊，或是不彎腰直接蹲下去撿起放乳入口袋。這些都是其中一種方式，但實際上，不一定能輕鬆做到。有些人做起來會十分彆扭，卡在那，甚至會有點不舒服。如果你也有這些狀況，就代表你的「動作庫」可能十分稀少，動作缺乏了多樣性。

而剛剛所提到的四大因子（覺察、控制、強度、多樣性），可說是動作控制的基石，當我們想要嘗試改變動作習慣、想要擺脫久痛不癒的狀況時，甚至在之後運動想要增加動作的變化，都是可以拿來參考的要素。

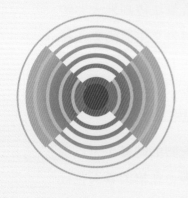

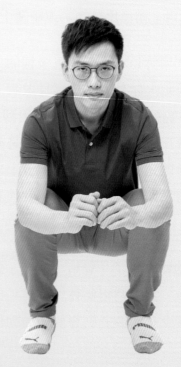

Chapter

2

自我檢查表

重新認識了身體的疼痛,並破解常見迷思之後,你
應該很想問,所以我這裡痛、那裡痛,到底是哪裡
出了問題?透過第二章的疼痛檢查表與在家就能做
的簡單測試,你就能知道自己的弱點部位在哪裡,
再針對這些地方重點強化。

2-1 到底是什麼痛？
疼痛的自我檢查表

疼痛折磨人，不只是身體層面上，也包含心理與精神。而疼痛背後的真正原因到底是什麼？不論是長期飽受疼痛所苦的人，或是嘗試解決他人疼痛的臨床專業醫療人員，應該都很想知道問題的真正解答。

然而，這個問題或許並沒有一個標準答案。許多人會期待我回答：一個區域的疼痛，其實全都是因為某個原因導致的。例如來，下肢的膝蓋疼痛，應該都是來自於某個特定原因吧？只要做特定的治療就會好了，對嗎？然而實際上，造成疼痛的真正原因會依照每個人的狀況有很大的不同，有可能只是因為單純的肌肉拉傷，也有可能是骨頭錯位或卡住、神經壓迫、內臟筋膜太緊，有時甚至可能是來自於精神上的壓力，以上這些都已經被研究證實，皆有可能是疼痛的根源。

該如何找到最接近自己的答案呢？當然，這本書的目的並非取代物理治療師或醫師的問診與治療，而是提供協助，幫助你更了解自己的身體狀態，實際上仍需以自己的物理治療師與醫師的專業意見為主。

回到剛剛的問題，要找到最接近自己的答案，可以依照三種特性找出疼痛的根源。第一個是疼痛的性質、第二則是疼痛的區域、第三是開始疼痛的原因。藉由這三個觀察，就可以大略猜測疼痛的可能原因。

鈍痛、痠麻、僵硬，
疼痛的性質點出問題在哪裡

你可以清楚描述疼痛的感覺嗎？是在深層還是在淺層？是鈍痛、酸感、刺痛、還是有伴隨麻的感覺呢？會因為做某些特定動作而感覺更痛嗎？是否會有僵硬感呢？以下統整了相關組織受傷時可能會有的感覺，供大家參考：

一、 肌肉受傷

在所有疼痛和不適狀況中，肌肉問題可說是最常見的原因。然而，儘管肌肉受損很常見，依照肌肉受傷區域的不同，症狀和修復方式也會有很大的差異。肌肉的構造如圖，其中包含了骨頭、紅色的肌腹（也就是肌肉）和白色的肌腱（肌肉連結骨頭的區域），我們常說的「筋」，就是肌腹、肌腱和韌帶的總稱。

在運動時和日常生活中，肌肉受傷有可能是來自於反覆的動作導致疼痛，或是突然搬重物導致的肌肉拉傷。不同的原因，受傷的區域也有可能會有所不同，可以簡單分為以下二類：

●肌肉損傷（Muscle Damage）

　　肌肉損傷，是指由於週期性的負荷導致肌肉組織的疲勞與受損。如果從事的運動偏向負荷不大的單次衝擊，但一直反覆做類似動作，就會比較容易有肌肉損傷的問題。例如，跑步、自行車、登山等都屬於這個範圍。「肌肉損傷」受損的區域是在紅紅的肌腹中，從下圖可以發現，紅色的肌腹血液循環比起其他區域好得多，因此修復會比肌肉拉傷更快、更完全，也更不容易復發。

●肌肉拉傷（Muscle Strain Injury）

　　肌肉拉傷和肌肉受損剛好相反，是指因為單次的衝擊力過大，超出肌肉的極限導致受傷。如果從事的運動是單次的衝擊很大，且有時需要反覆進行，那就是肌肉拉傷或勞損的高風險族群。例如，跳躍、打球、重訓等。「肌肉拉傷」受損的區域在肌肉與肌腱中間，從下圖可以發現，這個區域比起肌腹來說較白一些，換句話說，這個區域的血管和血流比較少，因此比起其他地方的修復會更不容易，也更容易復發（約20~30%機率）。

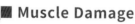

■ **Muscle Damage**
・週期性的負荷
・受損區域：肌腹
・修復較快
・不易復發

■ **Muscle Strain Injury**
・單次衝擊力過大導致
・受損區域：肌肉與肌腱之間
・修復較慢
・容易復發（約 20~30%)

阿舟物理治療 製圖

二、 神經受傷

神經問題導致的疼痛在臨床中也十分常見，引發的症狀和肌肉受損也有些不同。神經佈滿人體全身，掌控感覺與動作，我們之所以可以感受到觸覺、震動、冷熱、甚至是痛覺，也都跟神經有關；另一方面，神經也支配肌肉，雙手能夠做出打字等快速又精準的動作，或是重訓等需要力量的動作，都跟神經有極大的關連。

而神經在身體四肢中與肌肉互相並行，會隨著動作在肌肉間滑動，當滑動受到阻礙，抑或是被肌肉或骨頭擠壓時，就可能會導致神經壓迫或受損。神經壓迫或受損會發生什麼問題呢？如果壓到的是專門感覺的「感覺神經」，就可能會影響觸覺、震動、冷熱、或產生疼痛，像是皮膚變得沒那麼敏感，摸起來好像隔著一層東西，或有麻的狀況發生；而如果壓到的是專門產生動作的「運動神經」，那麼受影響的區域就可能會產生無力感。

除了感覺上與動作上的改變以外，另一個與肌肉受傷不同的是，一條神經會跨過關節，而不像肌肉只在局部的區域。以大家最常聽到的坐骨神經為例，會從第四腰椎到薦椎第二節旁出來，跨過骨盆腔連到大腿後側，直到膝蓋後方，並分成二個分支：脛神經（Tibial Nerve）和總腓神經（Common Peroneal Nerve），這也是支配小腿的感覺與動作神經。當坐骨神經受到壓迫，就可能會產生腰部下方與臀部區域的疼痛，有時甚至會往下延伸至大腿後側，而非只是單純腰部或屁股區域的不適。

統整上述的特點後，我們可以藉由以下幾點簡單區分是否為神

經的問題：

1. 是否有產生感覺異常（麻感發生或皮膚摸起來好像隔著一層東西）。
2. 肌肉是否有無力感和動作遲鈍。
3. 疼痛分布與神經是否雷同。

在臨床上，許多時候神經和肌肉受傷的症狀並不容易區隔，因為神經壓迫或受損也有可能引起支配的肌肉緊繃，進而讓人感到緊繃、痠麻或是疼痛。因此，這裡提供的只是簡單的判斷方法，實際狀況仍需以專業物理治療師與醫師診斷為主。

三、內臟筋膜太緊與核心問題

內臟筋膜與核心力量也有可能會引起下肢疼痛嗎？一般來說，聽到下肢疼痛，不管是髖關節、膝蓋或是腳踝，第一個讓人想到的可能是骨頭是否有病變、肌肉是否受損、或是周圍的韌帶是否拉傷。儘管許多的疼痛的確是出於上述原因，然而有許多研究發現，並非一定是如此。

2017年的一篇文獻[1]指出，以最常見的膝蓋骨關節炎來說，越來越多研究佐證，關節疼痛與周圍的組織受損似乎沒什個關聯（退化性關節炎尤為如此），研究者發現大約有30~50%的人，骨關節有嚴重的退化但卻沒有症狀；相反的，有10%的人有嚴重的膝關節疼痛，但X光等影像學檢查卻十分正常。證明了周圍組織受損程度與病患的疼痛程度，似乎並不完全相關。

或許另一篇文獻[2]可以幫助我們找到答案。這篇研究統計了18位健康男性（平均年齡22±2.0歲）在吸氣時憋氣、吐氣時憋氣和正常憋氣的情況下，髖關節與膝蓋屈曲和伸直的最大自主等長收縮（Maximal Voluntary Isometric Contraction，MVIC），發現在吸氣時憋氣，核心的壓力（腹內壓）明顯大於吐氣時憋氣，而髖伸直的力量也會因此受到影響。髖伸直肌在吸氣時憋氣的力量大於吐氣時憋氣，髖屈肌、膝伸肌和膝屈肌則沒有出現差異。

　　綜合以上觀點，或許大腿、骨盆的穩定度與核心有關，進而影響到膝蓋。如果你沒有撞到、跌倒、或是從事激烈的運動，卻莫名其妙開始產生下肢疼痛，那麼除了肌肉與神經以外，核心與內臟可能是需要一併考量的重點。

治療與矯正，就看疼痛出現在哪個區域

　　除了疼痛的性質以外，第二個要問的是，疼痛位置在哪裡？位置對於判斷疼痛的原因也十分重要，只要位置有小小的差異，原因可能就大不相同。例如，膝蓋前側的疼痛和膝蓋內側的疼痛，儘管只是幾公分之隔，疼痛的原因卻完全不一樣。前側疼痛的常見原因是股四頭肌、髕骨韌帶；膝蓋內側的疼痛則常見於膕旁肌：半腱肌、半膜肌太過緊繃或是拉傷，更不用說這二者的治療處理與矯正會是完全不同的做法。

　　該如何判斷呢？這些圖片統整了幾個常見的疼痛原因，可以按圖索驥找出比較接近的答案。

A 骨盆與大腿疼痛區域：

骨盆前側觀

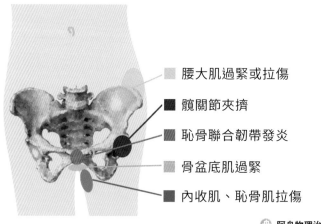

■ 腰大肌過緊或拉傷

■ 髖關節夾擠

■ 恥骨聯合韌帶發炎

■ 骨盆底肌過緊

■ 內收肌、恥骨肌拉傷

🚢 阿舟物理治療 製圖

骨盆後側觀

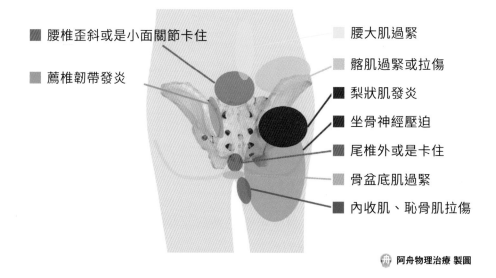

■ 腰椎歪斜或是小面關節卡住

■ 薦椎韌帶發炎

■ 腰大肌過緊

■ 髂肌過緊或拉傷

■ 梨狀肌發炎

■ 坐骨神經壓迫

■ 尾椎外或是卡住

■ 骨盆底肌過緊

■ 內收肌、恥骨肌拉傷

🚢 阿舟物理治療 製圖

B 膝蓋疼痛區域：

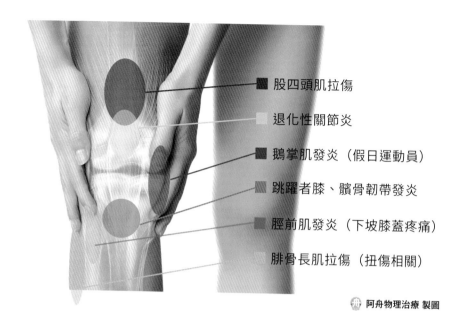

■ 股四頭肌拉傷

□ 退化性關節炎

■ 鵝掌肌發炎（假日運動員）

▨ 跳躍者膝、髕骨韌帶發炎

▧ 脛前肌發炎（下坡膝蓋疼痛）

▨ 腓骨長肌拉傷（扭傷相關）

阿舟物理治療 製圖

膝蓋後側觀

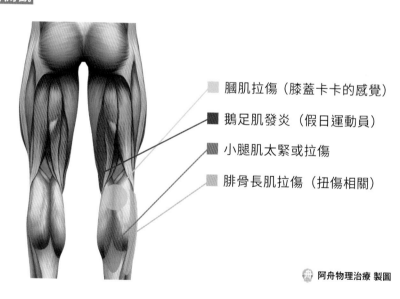

□ 膕肌拉傷（膝蓋卡卡的感覺）

■ 鵝足肌發炎（假日運動員）

▨ 小腿肌太緊或拉傷

▧ 腓骨長肌拉傷（扭傷相關）

阿舟物理治療 製圖

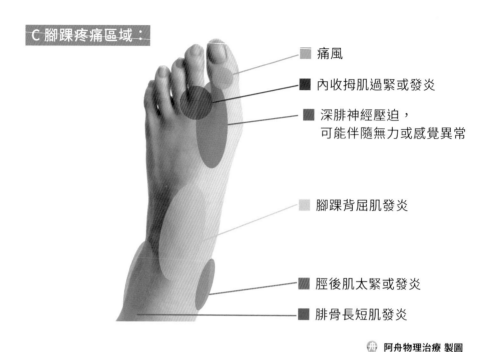

- 痛風
- 內收拇肌過緊或發炎
- 深腓神經壓迫，
  可能伴隨無力或感覺異常

- 腳踝背屈肌發炎

- 脛後肌太緊或發炎
- 腓骨長短肌發炎

阿舟物理治療 製圖

腳踝內側觀

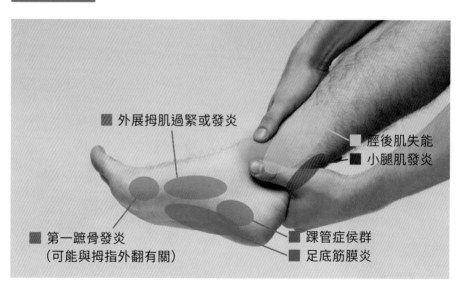

- 外展拇肌過緊或發炎
- 脛後肌失能
- 小腿肌發炎

- 第一蹠骨發炎
  （可能與拇指外翻有關）
- 踝管症侯群
- 足底筋膜炎

過去的任何行為，
都可能是疼痛的主因！

　　最後一個需要確認的，就是「疼痛的原因」。疼痛，是每個人都不願意樂見的事情，然而疼痛並不會莫名其妙地發生，靜下心來，想想看有沒有什麼因素，可能會導致身體的疼痛或不舒服？有可能是因為某次的撞擊、跌倒或是車禍之後才開始疼痛，還是因為特定的運動所產生？有些人是跑馬拉松後開始膝蓋疼痛，或是多年前嚴重扭傷後，腳踝就一直卡卡的，近期甚至連膝蓋和大腿也開始疼痛。仔細觀察，並記錄下來，幫助你之後更加了解自己的身體。

2-2 找出下肢的關鍵弱點：三個動作測試

　　在上一節中，藉由關於疼痛的三個問題自我評估後，是否知道自己當初為什麼會開始疼痛？接下來，準備測試並解決疼痛遲遲不好的主要原因，進行動作控制。我們將會藉由三個動作測試，幫助你找出動作上的盲點。

　　而這三個動作測試中，包含了：①雙腳下肢的動作——深蹲；②單腳的下肢動作——跨步；③測試骨盆與腰椎活動度的動作——單腳旋轉。別被這些專有名詞嚇到了，其實這三個動作測試都十分簡單，也沒有麻煩的步驟，大約10~15分鐘內就可以全部完成，更不需要各種專業的工具，頂多一面鏡子、或是一支有錄影功能的手機就可以囉！

第一個動作測試：
深蹲，每天都會用到的關鍵動作

深蹲這個動作相信大家都不陌生，在日常生活中，不管是上廁所、撿東西，或是坐在小板凳上，都會使用到。而在重訓或體適能領域裡，更是絕對不會錯過的關鍵動作之一，它可以幫助我們訓練整個下肢的肌肉力量與動作鏈，也可以訓練身體抗負重，更是美麗翹臀的關鍵。

儘管這個動作每天都會做，然而要輕鬆通過動作測試也不是件簡單的事！過去曾遇到好幾位已經健身好幾年的健身愛好者或是教練，因為膝蓋疼痛或是腳踝不適而找上我，經過這個動作測試之後發現，其實大家的姿勢都有許多可以再進步的空間。

該如何開始這個測試呢？首先，需要找一位好夥伴：準備好腳架或鏡子，從正面和側面分別錄下深蹲的動作，並根據以下的動作步驟和觀察重點去看看你的深蹲有沒有「合格」。準備好一切後，我們就正式開始吧！測試分為二大部分，先進行第一部分測試，如果覺得動作很困難或是蹲不下去，就會進行第二部分。

深蹲第一部分測試

只有簡單的兩步驟：

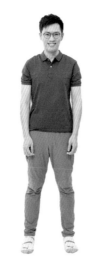

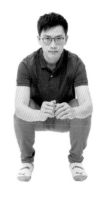

STEP 1

雙腳站立與肩同寬，腳趾朝向正前方，雙手自然的垂放於身體的兩側。

STEP 2

盡可能蹲到最低，同時維持身體直立，蹲到底後維持一秒，再慢慢起身。

怎麼樣的深蹲才算合格呢？主要評估的四大重點如下：

● **正面看兩大重點**

1. 膝蓋：膝蓋在腳踝正上方，膝蓋不往內扣也不往外開。
2. 腳踝：腳底板維持朝前，在蹲的過程中，腳踝不會往外擺。

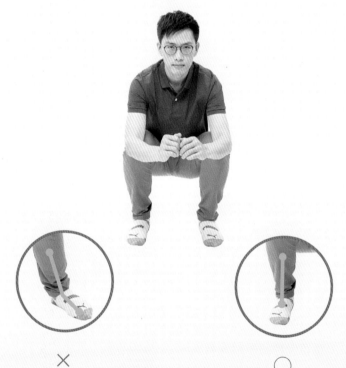

✕

腳底板維持朝前正中，在蹲的過程中，腳踝不會從往前變成往外擺。

◯

膝蓋在腳踝正上方，膝蓋不往內扣也不往外開跑。

●側面看兩大重點

1. 深蹲高度：至少大腿要與地面平行或更低，如果大腿沒有低於水平面就要記錄起來。
2. 上半身直立：從側面看，身體不駝背且自然直立。

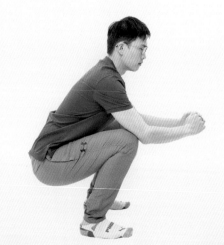

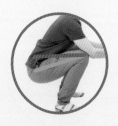

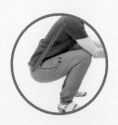

至少大腿要與地面平行或高度更低。

從側面看，身體不駝背且自然直立。

●錯誤的深蹲（正面）

1. 腳底板往外移動，在蹲的過程中腳踝不自覺往外撇。
2. 膝蓋往內扣，膝蓋往內移動而不在腳踝的正上方。

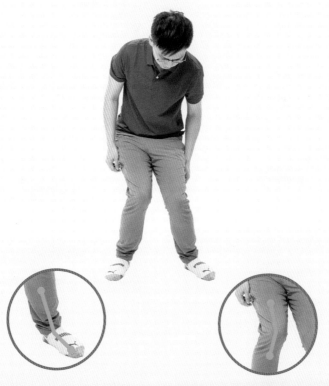

腳底板往外移動，在蹲的過程中腳踝不自覺往外撇。

膝蓋往內扣，在蹲的過程中，膝蓋往內移動而不在腳踝的正上方。

●錯誤的深蹲（側面）

1. 無法蹲下去，蹲到最低，大腿依然高於膝蓋平面。

2. 從側面看，身體很明顯駝背。

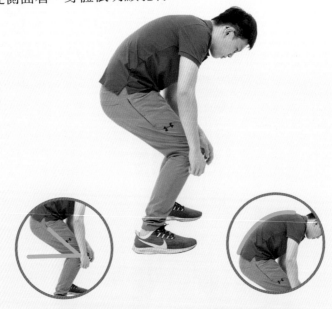

無法蹲下去，蹲到最低大腿依然高於膝蓋的平面。

從側面看，身體駝背了。

　　根據四大重點檢查自己的動作後，依序將發現的問題或覺得怪怪的地方寫下來。此外，如果在動作過程中覺得某處特別緊繃或無力，像是蹲下時下背緊繃、或是起身時無法施力等，也要將這些發現寫下來。依照這些觀察結果，可以快速地參考動作表現，歸納出可能會疼痛的地方。

如果覺得做起來毫不費力、過程很順利，就可以跳過第二部分測試；如果覺得做動作時有上述問題、蹲得歪七扭八或是蹲不下去，就可以進行第二部分的簡易版測試。

深蹲第二部分測試

這個部分跟第一部分測試幾乎一模一樣，只有一個小小的不同——腳跟墊高。一樣要做深蹲，但在腳跟用瑜伽墊捲成一捲或是踩在墊片上，將腳後跟墊高，並重複深蹲的兩個步驟。

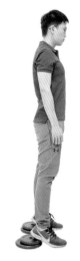

STEP 1

雙腳站立與肩同寬，腳趾朝向正前方，雙手自然的垂放於身體兩側。

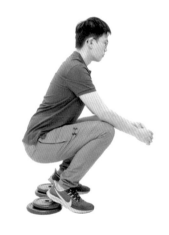

STEP 2

盡可能蹲到最低，同時維持身體直立，蹲到底後維持一秒，再慢慢起身。

比較一下，這次會不會變得很輕鬆呢？還是一樣困難？

1.「咦？變得超級輕鬆耶！」

　　→你的問題就在腳踝與重心轉移上。

2.「可惡，怎麼還是很困難？」

　　→你的問題就在整體的動作模式上。

第二個動作測試：
跨步，看穿你走路的動作模式

　　這個動作聽起來好像很陌生，但其實在日常生活中，遠比深蹲更常使用。跨步主要測試的是在走路、跑步、爬山、跳躍或是騎腳踏車時，雙腳一前一後分開的動作。從這個測試中，我們可以簡單區分身體兩側是否有明顯的不對稱。由於這個測試十分貼近平常走路的樣子，因此，可以輕易地看出為何有些人會走著走著就開始大腿痛、膝蓋痛、腳踝痛，因為不對的動作模式，會使原本應該讓人越來越健康的走路或跑步，都成為一種傷身的動作。

跨步自我評估

　　該如何開始呢？一樣準備好腳架或鏡子，從正面和側面分別錄下跨步動作，並根據以下的動作步驟和觀察重點，檢視看看你的跨步有沒有「合格」。

　　如果已經覺得深蹲測試很簡單了，那麼跨步就更簡單。一樣只有二個步驟：

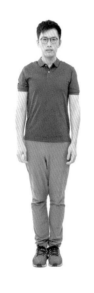

STEP 1

雙腳從大拇指到腳跟完全併攏，雙手自然的垂放在大腿兩側。

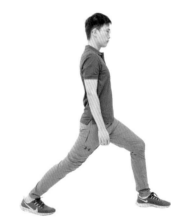

STEP 2

重心慢慢地往前，直到不自覺跨出一步。如果測試者是年長者或是容易跌倒的人，那麼只要往前跨步即可。

動作評估需要特別注意的地方其實與深蹲十分類似，總共也是四大重點：

●正面看三大重點

1. 膝蓋：膝蓋在腳踝正上方，不往內扣也不往外開。
2. 腳踝：腳底板維持正中，在跨步的過程中，腳踝不會往外擺。
3. 身體：跨步的過程中會不會偏向右邊或是左邊？還是可以穩穩地直立到跨步結束？

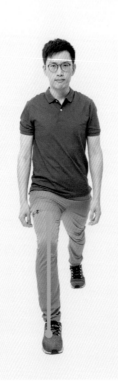

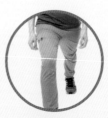

膝蓋在腳踝正上方，不往內扣也不往外開。

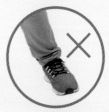

腳底板維持朝前正中，跨的過程中，腳踝不會從往前變成往外擺。

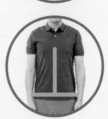

跨步的過程中，身體維持直立，而不會左右晃。

● 側面看一大重點

1. 上半身直立：從側面看，身體不駝背且自然直立。

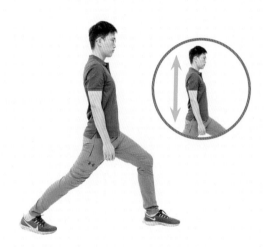

身體不駝背且自然直立，身體略微往前傾是可以的。

　　觀察鏡子中的自己或是錄影記錄，詳細地一一記錄自己有沒有做到四大重點，如果你的動作達標，就代表這個動作對你來說是十分安全的，從事強度在能力範圍內的相關運動也沒有問題。如果身體在整個測試過程中東倒西歪，或是下肢歪得很嚴重，就代表每次走路、跑步或是爬山時，都處在一個相對高的風險中。

第三個動作測試：單腳旋轉，考驗你的下半身

這個動作測試乍看或許會覺得有點奇怪，甚至外人看來可能有點搞笑。然而，這個動作可以真正考驗骨盆與髖關節等下肢關節的動作控制能力。

骨盆旋轉出問題，讓你每走一步都是折磨

在進行測試之前，必須先理解一個很重要的概念：「骨盆旋轉」。許多人總是忽略這個概念或從沒想過，當我們在走路或跑步時，會有其中一腳往前跨、另一腳往後蹬，然而，若是將關注區域往上移到「骨盆」，就會發現當我們走路時骨盆其實是會左右旋轉的。

聽起來可能有點難以理解，可以做個小小的實驗。首先，雙手叉腰，會摸到一大片硬硬的骨頭，這是骨盆的髂骨，再往前一點點，會摸到一個明顯凸起的骨頭「髂前上棘」，兩手分別放在左邊與右邊的髂前上棘上，就是骨盆的位置。如果站起來，會發現左邊與右邊的髂前上棘呈現水平面，接著往前跨一大步，仔細觀察左右手的位置。左腳往前跨一大步，兩邊的髂前上棘，會是左側在前、右側在後，代表骨盆向右旋轉；相反的，右腳往前跨步，就是右側在前、左側在後，代表骨盆向左旋轉，而這樣的動作在日常生活中會反覆發生。

如果骨盆旋轉的動作發生問題，會導致？骨盆周圍的肌肉太緊，造成骨盆旋轉動作受限，有可能會往下影響膝蓋，將前腳的膝蓋往內拉成膝蓋內扣、或將後腳的下肢推成往外旋轉，進而引起膝蓋周

圍的不適。此外，也有可能會往上影響腰椎或胸椎，當骨盆缺乏旋轉的能力時，走起路來就會十分僵硬，上半身或手臂的晃動幅度很大，這讓壓力集中於胸椎與腰椎之間，進而造成腰部或後背疼痛。

單腳旋轉自我評估

單腳旋轉該怎麼評估呢？這個測試只需要一個滾筒就可以搞定，也可以用椅子或板凳（至少到膝蓋高度）代替。詳細步驟如下：

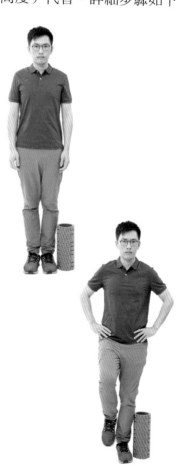

STEP 1

身體自然且輕鬆地站著，雙腳併攏並將滾筒或椅子輕靠在左腳小腿外側。

STEP 2

雙手插腰，放在骨盆的髂骨上，將右腳略抬起來，骨盆維持同一高度。

STEP 3

小腿外側維持輕碰滾筒，微彎膝蓋並將骨盆往右旋轉超過 30 度，過程中小腿都不離開滾筒。如果無法超過 30 度，可以記錄大約旋轉到幾度開始會站不穩、小腿離開滾筒或椅子。

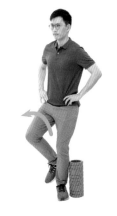

STEP 4

換腳並重複上述步驟。

單腳旋轉動作評估要點

　　這個動作的評估要點，雖然與前兩個測試類似，但不完全相同。這三個動作都需要確認下肢的排列，膝蓋是否內扣、腳踝是否往外撇，或下肢是否會因為骨盆的旋轉而改變、上半身是否東倒西歪等，不過動作的速度明顯不同，單腳旋轉動作需要放慢，動作一快可能就觀察不到了。

　　此外，不管是日常活動或運動訓練，大部分的動作都出現在矢狀面（將身體分為左右兩半的平面，像是深蹲與跑步）與冠狀面（將身體分為前後兩半的平面，像是側棒式、打羽球時左右橫移），比較少單獨做旋轉的動作。因此，對大部分的人來說，都要花一點時間學習並感覺，而不是像深蹲和跨步一樣，能夠很直覺地做出來。

●單腳旋轉正面看三大重點

1. 膝蓋：膝蓋在腳踝正上方，維持觸碰滾筒或椅子，而且膝蓋不往內扣也不往外跑。

2. 腳踝：腳底板維持朝前，在轉的過程中，腳踝不會跟著一起移動。

3. 身體：身體在旋轉的過程中，是否會很難平衡或是嚴重左右晃動？

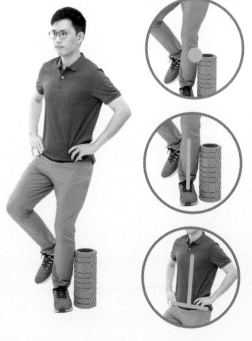

膝蓋在腳踝正上方，
維持觸碰滾筒。

腳底板維持朝前正中，
在過程中，腳踝不會
從往前變成往外擺。

過程中身體維持平衡，
而不左右晃動。

●側面看一大重點：

1. 上半身直立：從側面看，身體不駝背且自然直立。

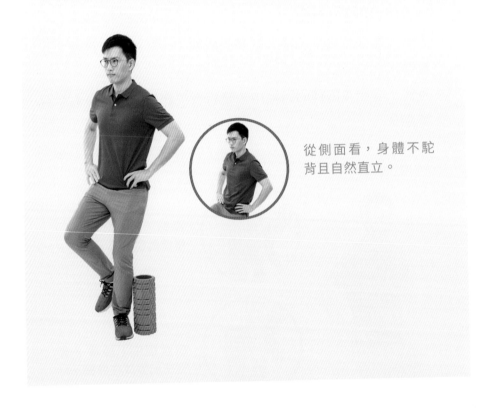

從側面看，身體不駝背且自然直立。

　　觀察鏡子中的自己或是錄影，記錄自己有沒有做到四大重點，如果動作有達標，就代表你在運動時，骨盆與髖關節或是膝蓋等下肢的動作控制非常好，從事強度在能力範圍內的相關運動也沒有問題。如果在整個測試過程中，沒辦法保持膝蓋觸碰滾筒或椅子，下肢動作會因為骨盆的動作而改變，身體也會不自覺地東倒西歪，就代表你每次走路、跑步或爬山都處在一個相對高的風險中。

2-3 拯救下肢的中繼站：三個關節測試

前一節的三個動作測試，主要是測試下肢在各種不同的情況下，是否有良好的動作控制，包含雙腳往下蹲、單腳往前跨步或是身體旋轉時，下肢會不會也跟著一起東倒西歪，因為動作控制是我們最常忽略的關鍵之一。

然而，有時動作控制不良，像是深蹲蹲不下去，或是蹲下去時膝蓋會明顯往內扣等，並不一定是動作控制或肌肉無力導致的問題，而是有某些關節真的卡住了。其中最常見也最明顯的例子，正是「深蹲」。

還記得上一節的深蹲測試分成兩部分嗎？第一階段是正常的深蹲，而第二階段則是後腳跟墊高版的深蹲。大部分在第一階段東倒西歪，甚至完全蹲不下去的人，只要後腳跟稍微墊高一些，整個動作就會變得輕鬆流暢許多。為什麼會差這麼多呢？主要是因為墊高版的深蹲動作，讓腳踝活動度要求降低，進而讓深蹲變得更加容易。

深蹲在理論上會同時用到「髖關節」、「膝蓋」與「腳踝」等下肢關節的活動與動作控制，讓動作順利進行。然而，多數人因為

久坐，或是經歷過大大小小的扭傷，腳踝的26塊骨頭早就有幾塊卡住。不過，卡住了10塊，依然有其他16塊骨頭可以活動，對於日常生活的影響不太明顯。等到要讓關節活動到極限的角度時，像是蹲下、跨步、跑步或騎自行車的快速動作時，身體就會不自覺避開卡住的地方，往比較不卡的地方前進。例如，踝關節前側卡住，膝蓋在往前時就會往內避開腳踝前側的骨頭，變成膝蓋內扣，這樣的習慣反而會增加膝蓋疼痛的風險。這一節的關節測試，正是要替大家找出有沒有卡住的關節，影響到整個下肢動作。

第一個關節測試：
腳踝活動度，整個下肢的背後功臣

　　腳踝關節的活動度會影響到膝蓋，甚至是整個下肢的動作表現，近期有越來越多文獻證實了這一點。還記得前面在深蹲、跨步與單腳旋轉等動作測試中，都十分注意「膝蓋」與「地板垂直線」之間的角度嗎？留意膝蓋會不會過度往內或是往外偏移，這些都是測試關注的重點，而這個角度在學術上的正式名稱是「額狀面投影角」（Frontal Plane Projection Angle，FPPA）。

　　額狀面投影角是指在單腿深蹲等功能性動作期間，測量動態膝外翻（膝蓋內扣）程度的角度。2008年的文獻[3]及2015年的文獻[4]發現，不論是單腿深蹲或是其他活動（像是跑步），額狀面投影角的增加皆與髖股關節疼痛有關。問題是，腳踝會影響膝蓋的額狀面投影角嗎？答案是肯定的。根據2015年的文獻[5]和2020年的文獻[6]，腳踝活動度會影響額狀面投影角與膝蓋疼痛的程度。

第一篇研究比較了30位年齡介於18~50歲之間的健康民眾，發現當腳踝活動度下降時，在單腳深蹲與單腳跳躍的動作中，皆會明顯增加膝蓋的額狀面投影角；第二篇研究則比較188位膝蓋疼痛的病患（女性67%、男性34%，平均年齡59.9歲，平均BMI為29.3），發現當下肢承重時，腳踝的關節活動度下降越多，膝蓋疼痛的程度越高、膝蓋失能的狀態也越嚴重。

現在，你知道接觸地板的腳踝，對於整個下肢來說是多麼重要的角色了吧？接下來，就用兩個工具簡單、快速地測出你的腳踝有沒有問題。

腳踝關節活動度自我評估

該如何簡單測出腳踝關節的活動度到底夠不夠？這次我們使用學術上常用的膝靠牆測試（Knee To Wall Test），又被稱為「承重式弓箭步測試」（Weight-Bearing Lunge Test，WBLT），實際步驟相當簡單，這次連手機或是鏡子都不需要，只需要一把尺與一面牆壁或木棍即可。

測試方式分成四個步驟，照著這些步驟就能輕鬆測出自己的腳踝關節活動度：

面向牆壁站立,將測試腳正對牆壁或手持一根木棍,向前踩在與牆壁或木棍距離 10 公分處(相當於一個手掌寬的長度)。

STEP
2

維持整個腳掌貼著地板,腳跟不離地,膝蓋朝向腳趾的第二趾與第三趾之間向前移動,直到觸碰到牆壁為止。

STEP
3

如果過程中腳跟不自覺離地,抑或是膝蓋不自覺往內靠,無法對準第二趾與第三趾方向,就將測試腳往前移動,直到可以正確完成為止,並記錄腳趾與牆壁或木棍之間的距離。

STEP
4

換腳,重複步驟一到三,測試另一腳的關節活動度。

註:實際進行時盡量赤腳,避免誤差。

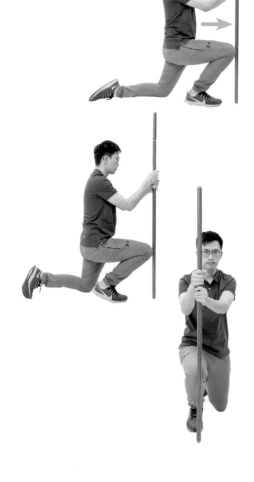

　　這個測試是關節活動度測試，因此與之前的動作測試不同，僅需要注意腳踝的動作表現即可，只要身體不要太歪，基本上都沒有問題。

●過程中需要注意幾個重點

1. 完成動作時，腳趾與牆壁或木棍的距離是否大於 10 公分。
2. 腳底板是否有確實貼住地板，腳跟沒有翹起。
3. 膝蓋是否有朝向正前方（第二趾與第三趾之間），而不會往內或往外移動。

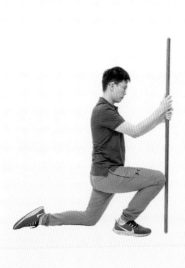

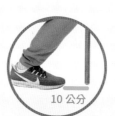

腳趾與牆壁的距離是否有大於 10 公分。

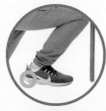

腳底板確實的貼住地板，腳跟沒有翹起。

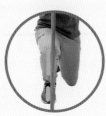

膝蓋是否有朝向正前方。

如果上述三點都通過，就代表你的踝關節活動度沒有問題！相反的，如果在做這些測試時，上述三點中的有任何一點沒有達到，就代表你的腳踝關節活動度不足。此外，若是完成雙腳測量後發現，兩者的活動度差距大於1.5公分以上，就代表雙腳的關節活動度不對稱。活動度不足與不對稱這兩種情形，都很有可能會讓你在日常生活中或運動時，使膝蓋或髖關節承受額外的壓力。

第二個關節測試：
髖關節活動度測試，膝蓋與腰部不適的根源

接下來，要測試是髖關節。你或許會覺得疑惑：「等等！膝關節呢？怎麼沒看到膝關節的活動度測試？」答案或許出乎大家的意料，儘管經常有人膝關節感到疼痛或不適，但在多數情況下，膝關節的活動度很少是問題。

膝蓋不適，其實是髖關節與腳踝造成的

站起來活動一下膝蓋，會發現膝蓋的動作主要只有二個：彎曲或屈曲（Flexion）和伸直（Extension）。與一般的脊椎或腳踝不同，膝蓋無法在完全不動髖關節的情況下，進行大幅度的旋轉與側彎。

膝蓋的活動主要集中於兩個角度：坐著時，膝蓋彎曲角度約為90度~110度之間；而站著則為0度。根據2000年的研究[7]，儘管膝蓋活動角度的正常範圍在0~135度之間，但在日常生活中並不會用到太

廣泛的角度範圍，走路和上、下斜坡的膝關節彎曲小於90度，上、下樓梯是80度，坐在椅子上則是90度，而蹲下綁鞋帶則是117度的彎曲角度。就可以發現，對於久坐的上班族來說，比起髖關節與腳踝，膝關節的活動度更不容易受限。

日常所需膝關節角度

統計 20 位正常年長者從事各類活動所需膝關節角度

平地行走 64.5 度 (52.9~76.1)
上坡行走 61.6 度 (49.9~73.2)
下坡行走 69.0 度 (54.4~83.7)

上樓梯 80.3 度 (64.5~96.1)
下樓梯 77.8 度 (61.6~94.1)

坐矮椅子（站→坐）92.5 度 (70.3~114.8)
從矮椅子站起（坐→站）95.0 度 (77.9~112.1)
坐椅子（站→坐）91.0 度 (67.9~114.0)
從椅子站起（坐→站）89.8 度 (71.3~108.3)

進入浴缸 123.3 度 (95.6~151.0)
從浴缸起來 131.3 度 (103.2~159.4)

阿舟物理治療 製圖

日常所需關節角度

以上這些角度可作為膝蓋術後復健、受傷後恢復時，設立目標的參考。

而膝蓋內、外側或膝蓋本身不適，比起活動度不足，更有可能是髖關節與腳踝的活動度太低所導致。當髖關節或腳踝活動度不足時，會讓膝蓋在活動過程中，不自覺往內或往外，產生除了彎曲與伸直外的動作，造成膝蓋兩側肌肉不平衡，進而產生疼痛。

　　難道膝蓋真的都不會出問題嗎？儘管一般上班族比較不會有膝關節活動度的問題，但如果因為車禍、跌倒等直接撞擊膝蓋周圍組織，或是患有退化性關節炎、類風濕性關節炎等，也可能會嚴重影響膝蓋的關節活動度，進而造成動作模式改變。該怎麼辦呢？別擔心，接下來的測試雖然以髖關節為主，但也可以快速辨認膝關節是否活動度不足。

髖關節活動度自我評估

　　髖關節的活動度測試，使用的是在臨床上常見的湯瑪士測試（Thomas Test），主要用來測試髖關節前側肌肉的活動度，除了常聽到的髂腰肌、股直肌（股四頭肌的其中一條）以外，也包含恥骨肌、股薄肌、闊筋膜張肌和縫匠肌等，都是影響髖關節的主要肌肉。

　　2006年的研究發現[8]，當髖關節活動度受限時，發生膝蓋疼痛問題的機率更高，放鬆髖關節，也能有效減緩膝蓋疼痛問題；此外，2015年的文獻[9]也提到，過去許多研究認為髖關節的活動度受限與腰痛有關。因此，如果膝蓋不適或腰部緊繃，也可以做做看髖關節的活動度測試喔！

那麼該如何進行湯瑪士測試呢？我們依然需要手機或鏡子，同時準備一張比較硬的床或桌子，如果你的床偏軟，可能就要跳過這個測試。先將手機或相機架在床的其中一側，確認可以拍下你的側面。這個測試非常簡單，只要三步驟就能完成。

STEP
1

平躺於床邊，不需要坐太深，雙腳自然垂放。

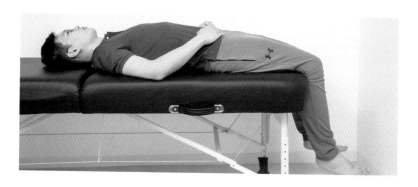

STEP
2

雙手抱住膝蓋，將膝蓋慢慢往身體方向壓。

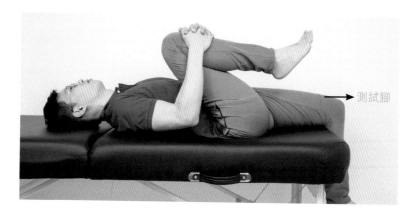

測試腳

STEP
3

換腳，重複上述步驟。

這個動作是不是超級簡單？重點在於觀察腳的位置。

● 過程中需要注意幾個重點

1. 腰部與骨盆是否能貼在床上，沒有拱起來。

2. 髖關節是否無法維持水平，而是會翹起來。

3. 對側膝蓋維持彎曲 80 度以上，而不會伸直。

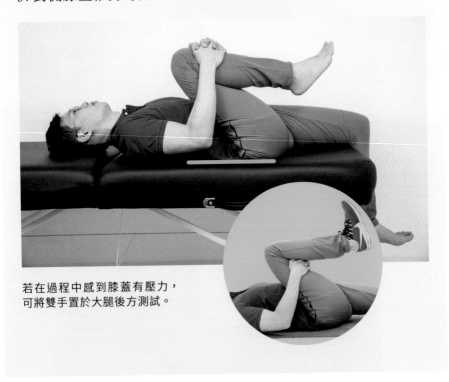

若在過程中感到膝蓋有壓力，
可將雙手置於大腿後方測試。

各種表現代表的意義

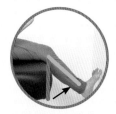

膝蓋變得伸直
股四頭肌（Quadriceps）
過度緊繃

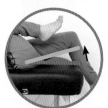

髖關節彎曲
腰大肌（Psoas）過度緊繃

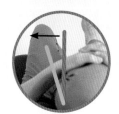

髖關節往外移
擴筋膜張肌（Tensor fascia lata）、髂脛束
（iliotibial band）過度緊繃

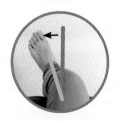

腳踝往外旋轉
大腿後外側肌肉（股二頭肌 Biceps femoris）
過度緊繃

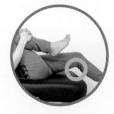

膝蓋伸直與大腿離開床面同時發生
股四頭肌和腰大肌過度緊繃

　　依照測試時的表現，可以發現是哪裡的肌肉可能過度緊繃，
錄下影片，根據影片中的動作狀態，找出自己的關鍵問題。

第三個關節測試：
骨盆時鐘，打好下肢的地基

下肢的疼痛與不適，除了會發生在常聽到的大腿、膝蓋和腳踝以外，還有一個大家都知道十分重要，卻總是不知該如何自我評估的地方——骨盆與腰部。這兩個地方是下肢的地基與支點，如果骨盆歪掉或是腰部不穩，都有可能影響下肢的排列，進而導致疼痛。

若你有接受過物理治療，明白一般物理治療師或醫師做的動作測試，常常需要受試者翻來覆去，一下單腳站、一下趴著，十分複雜。那麼非專業人士該如何自己找出問題點呢？其實有個動作測試相當簡單，也不需任何專業工具，就能測試骨盆和腰部有沒有問題，就是「骨盆時鐘」。

骨盆時鐘既是測試，也是運動。在物理治療界的經典教科書《Therapeutic Exercise》中提到，骨盆時鐘運動能有效減緩腰痛的症狀，並改善髖部、腰椎和骨盆的本體感覺與控制。此外，包含2009年[10]、2015年[11]、和2016年[12]的文獻等，有越來越多的研究發現，骨盆時鐘運動能有效減緩產後腹直肌分離（Diastasis Rectus Abdominis），與薦椎、腰部相關疼痛。

而骨盆時鐘測試，則是從這個運動衍伸出來的測試方式。在臨床上發現，當骨盆轉向某一側時卡住，可推測是後面的腰椎、薦椎與周圍的肌肉控制能力不佳，或周遭關節卡住導致，換句話說，藉由這個測試能夠找出骨盆周圍的關鍵問題。

骨盆時鐘自我評估

　　這個動作評估基本上不需要任何工具，只需要一張偏硬的床、瑜伽墊，甚至可以直接在地板上進行，就能簡單地確認脊椎與骨盆有沒有問題。骨盆時鐘，顧名思義，是將骨盆想像成時鐘，使用骨盆轉向不同方向，就像時針與秒針指向不同的時間一樣，實際做法如下：

 平躺於瑜伽墊上或是較硬的床上，身體放鬆，兩腳彎曲，腳底板平放於地板上。

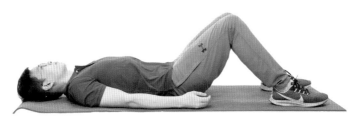

 雙手插腰，會摸到腰部兩旁靠前側有明顯的骨頭凸起，這是「髂前上棘」。將雙手手掌心分別放在兩側的髂前上棘上，雙手食指互相觸碰，在底下會摸到硬硬的骨頭「恥骨聯合」。

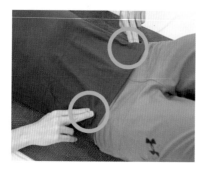

髂前上棘
雙手插腰,會摸到腰部兩旁靠前側有明顯的骨頭凸起,這是「髂前上棘」。

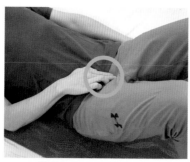

恥骨聯合
肚臍往下摸到生殖器的上方,會有一塊硬硬的骨頭,這就是「恥骨聯合」的位置。

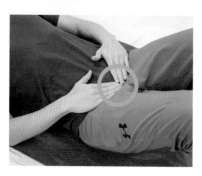

骨盆定位
二手食指互相觸碰放置於恥骨聯合,掌根放置於二邊的髂前上棘上,完成骨盆的平面定位。

STEP 3 想像骨盆是時鐘，有著不同的刻度。左邊的髂前上棘是 3 點、右邊的髂前上棘是 9 點、往頭頂方向是 12 點、恥骨聯合則是 6 點。

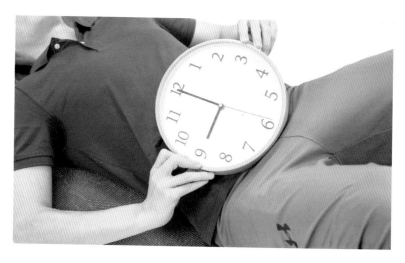

STEP 4 定義出骨盆的不同位置後，先嘗試將骨盆往 6 點鐘方向移動，像是往前潑水的感覺，也相當於骨盆前傾，腰部可能會略微拱起；接下來，嘗試往 12 點鐘的方向移動，像是往後倒的感覺，也相當於骨盆後傾，腰部會更平貼於瑜伽墊上。

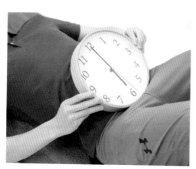
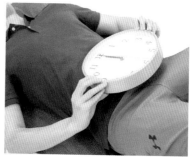

STEP 5 再來嘗試 3 點鐘與 9 點鐘方向，也就是將骨盆輕輕地往左轉（3 點鐘）與往右轉（9 點鐘），可以多試幾次，觀察動作會不會有明顯不流暢的感覺。

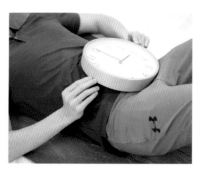
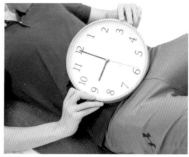

STEP 6 習慣 3 點鐘、6 點鐘、9 點鐘與 12 點鐘四個方向後，可以將這些動作連貫起來，像是讓骨盆繞圈。先讓骨盆往 12 點鐘方向，朝順時鐘方向慢慢移動到 1 點鐘、2 點鐘、3 點鐘，然後不停留繼續移動經過 6 點鐘、9 點鐘，最後回到原點。可以多試幾次，感覺動作是否流暢。

　　這個動作一開始可能需要多試幾次，讓身體熟悉後，再去評估自己做這些動作時的狀態與表現。

● 過程中需要注意幾個重點：

1. 觀察動作中，上下左右四個方向，是否有哪個方向沒辦法順利做到。
2. 觀察在哪個動作中，身體會有明顯用力或無法放鬆的感覺，包含不自覺憋氣、其他地方過度出力，包含腹部、脖子、手部等。

　　骨盆時鐘主要測試的是脊椎活動度、腹部與背部的肌肉是否可以精準控制骨盆方向，如果是偏上半部12點鐘方向區域較為困難，代表背後的脊椎小面關節打不開、背肌（包含豎脊肌等）無法控制放鬆、前側肌肉無法有效收縮（包含腰大肌、髂肌與腹肌等）；相反的，如果是偏下半部6點鐘方向區域無法做到，代表背後的脊椎小面關節關不起來、背肌（包含豎脊肌等）無法有效收縮、前側肌肉無法控制放鬆（包含腰大肌、髂肌與腹肌等）。

　　記錄自己做骨盆時鐘是哪個方向較為困難，可以更有效改善並自我矯正。不過，每個人下肢疼痛與腰痛的成因不同，測試後還是要經醫療人員評估，才能有更全面的理解。如果在測試時感到疼痛，務必停止動作，尋求專業協助。

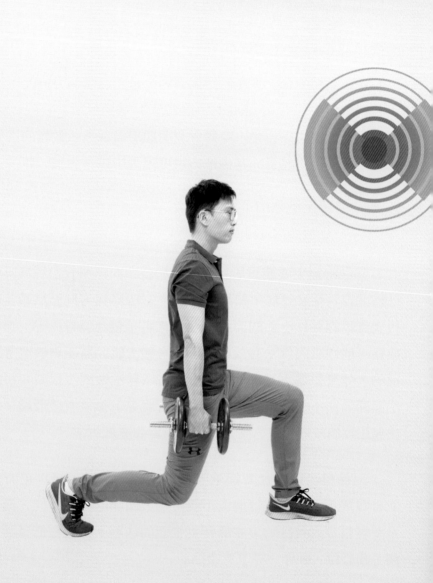

Chapter
3

膝蓋的疼痛地圖

熱愛爬山、跑步、打籃球的你，甚至是長時間久坐的上班族，是否經常有不明的膝蓋疼痛問題呢？而膝蓋疼痛，其原因可能是腰椎歪斜或是腳踝不穩而導致。一起找出背後的真相，正確放鬆筋膜與鍛鍊你的肌肉吧！

3-1 膝蓋疼痛， 其實不只是膝蓋的問題

　　你有膝蓋疼痛的問題嗎？如果沒有，那麼身邊的朋友或是家人也可能正遭受著這樣的困擾。為什麼呢？因為根據2011年的一篇文獻[1]，膝蓋疼痛的盛行率大約落在46.2%（男性是32.2%，女性是58.0%），換句話說，大約每兩個人就會有一人出現膝蓋疼痛的問題，而且隨著年紀增長，膝蓋疼痛的比例也有所不同。

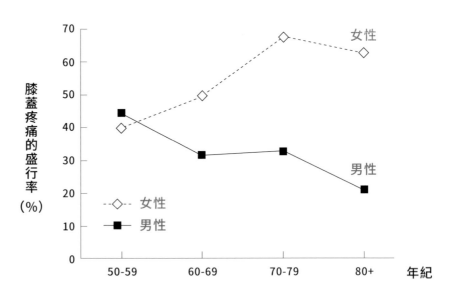

膝蓋疼痛依照受傷位置，又分為許多種類：熱愛打球爬山的人可能會有的痛，前側膝蓋疼痛——髕骨肌腱炎（又稱跳躍者膝）；久坐上班族常發生內側膝蓋疼痛——鵝足肌腱炎；常讓跑者心煩意亂的膝蓋外側疼痛——髂脛束症候群；令老年人舉步維艱的退化性關節炎等。

儘管膝蓋受傷的原因各有不同，可能是因為撞到、跌倒、車禍導致的局部膝蓋組織受傷，或是反覆性使用膝蓋導致發炎，甚至是莫名發生疼痛。許多人可能會認為膝蓋痛，就應該好好針對膝蓋治療，然而，這幾年有越來越多研究發現，膝蓋的問題不能單單只考慮膝蓋本身，有時處理腳踝的關節活動度或是髖關節的控制，膝蓋會好得更快。

答案為什麼是這樣呢？如果仔細思考，會發現日常生活中很少單獨使用「膝蓋」這個關節，不論是爬山、走路、跑步、跳躍等動作，都是整個下肢一起移動。你注意到了嗎？膝蓋其實有點像是整個下肢（腿）的中繼站，也可以將它當作橋梁，將我們的體重從腰部傳到髖關節，再傳到腳踝上。而膝蓋發生問題，有可能源頭來自於上面的腰椎或是下面的腳踝，就像一座橋會倒塌，可能不僅是橋梁本身發生問題，也有可能是橋的兩端不穩所導致。

3-2 膝蓋完全解析：從骨骼到動作姿勢運作

　　膝蓋這個關節，在身體關節的定位上十分獨特。許多人在還沒了解膝蓋的本質之前，可能認為這個關節很單純，不舒服時只要按某幾個點就可以解決疼痛。但對於長期不舒服的人來說，完全不是如此。儘管每天都在按摩放鬆、試過各種不同的拉筋方式，疼痛就是不會緩解，總是反覆發生；另一部分人則對膝蓋關節沒什麼概念，腦袋一片空白，保養膝蓋的方式也只是上網搜尋影片跟著動一動。

　　這樣真的好嗎？在完全不了解這個區域的情況下，亂按亂動，有可能不是真的在「保養」膝蓋，反而會讓膝蓋處在高風險的狀態。其實「膝蓋」一點都不複雜，只要夠了解膝蓋本身，我們也可以設計專屬於自己的膝蓋保健運動。在這個章節裡，將會由淺入深，一步步揭開膝蓋的神秘面紗，最後加上動作分析，讓大家能快速地分辨哪些人的膝蓋處在較高的風險中，又該做什麼樣的運動來快速緩解。

身體關節的鋼筋：骨頭

骨頭，對於關節來說就像是房子中的鋼筋一樣，是最重要的支架，也是決定動作的關鍵。而對於膝蓋來說，最關鍵且最基礎的二塊骨頭就是「股骨（大腿骨）」和「脛骨（小腿骨）」，也是膝蓋動作的主要支架。這二塊骨頭之間由關節囊所包覆，關節囊除了穩定關節本身以外，還能幫助我們在走路或跑步時達到緩衝的功能。

沿著脛骨直直往下，會連結到腳踝與腳跟，這是人體全身最終承載重量的位置。走路行進時，不僅需要足夠的活動度，也因為在跳躍或跑步時的衝擊力較大，僅僅是脛骨可能無法負荷，因此我們的身體有了「腓骨」，這個位在小腿外側的骨頭，藉由脛骨與腓骨的細微開闔和旋轉，幫助腳踝與小腿之間更加貼合，提供更多的接觸面積和穩定腳踝。

還有一塊骨頭對於膝蓋來說也是不可或缺的存在，就是「髕骨」。阿基米德曾說：「給我一個支點，我可以撐起整個地球。」一個人要抬起汽車何其困難，重訓過後的大力士也未必能做到。但在千斤頂的幫助下任何人都能撐起一輛汽車，而髕骨的角色對於膝蓋來說，就像是千斤頂或是支點一樣，可以幫助大腿肌肉收縮時更有效率地彎曲和伸直。

現在我們知道，膝蓋主要是由股骨與脛骨二塊骨頭所組成，小腿外側的腓骨可給予下肢額外的協助並提供緩衝力，膝蓋上方的髕骨則是膝蓋的支點，讓肌肉收縮更有效率。

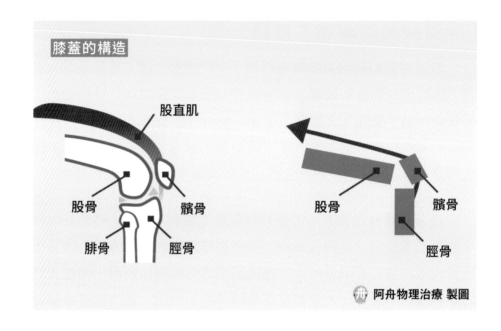

膝蓋的構造

股直肌

股骨　　　髕骨

腓骨　　脛骨

股骨　　　髕骨

脛骨

阿舟物理治療 製圖

身體動作的馬達：肌肉

要了解影響關節的肌肉有哪些，就必須先知道膝蓋有哪些動作，尋找相對應的肌肉也就更加容易且清楚。

前面提過，膝蓋的動作比起其他關節來說算是十分單純，只有彎曲和伸直兩種，其他我們所看到的大部分動作，則是由髖關節和腳踝完成。例如，在暖身運動中常做的「轉膝蓋」這個動作，乍看之下，好像真的在「轉動」膝蓋，但若仔細觀察，會發現這個動作並非真的轉動膝蓋，它活動到的主要是大腿的髖關節和腳踝關節這二個球狀關節，而膝蓋依然只有彎曲和伸直而已。

膝蓋動作與肌肉的關係

　　還記得在上一節曾提到，膝蓋對於下半身來說就像是橋梁，兩端是髖關節和腳踝，而正中間則是膝蓋，要驅動中間的膝蓋，動了不同的關節，就會使用到不同的肌肉。

●髖關節影響的肌肉

1. 彎曲的動作由大腿後側的半腱肌、半膜肌和股二頭肌負責。
2. 伸直的動作由大腿前側的股四頭肌負責。
3. 其餘的內外側肌肉，包含外側的闊筋膜張肌（Tensor Fasciae Latae）、髂脛束；內側的內收大肌、內收長肌、內收短肌等，都是負責雙腳側向移動的肌肉，像是螃蟹走路、打羽球時快速的左右橫移等。

●腳踝影響的肌肉

1. 背屈 (Dorsiflexion) 的動作主要由脛前肌負責。
2. 蹠屈 (Plantarflexion) 的動作，由淺到深是由腓腸肌、比目魚肌負責。
3. 內外側穩定則是由腓骨長肌、腓骨短肌、脛後肌負責。

下肢側面觀

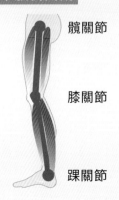

- 髖關節
- 膝關節
- 踝關節

若將整個腿平放

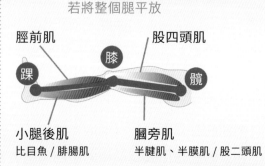

脛前肌
膝
踝
股四頭肌
髖

小腿後肌
比目魚 / 腓腸肌

膕旁肌
半腱肌、半膜肌 / 股二頭肌

🚣 阿舟物理治療 製圖

從左邊的示意圖可以看出膝蓋與上面的骨盆、髖關節和下面的腳踝息息相關。右圖則是將左圖橫放的示意圖，會發現整個下肢就像是一座橋，而橋的二端（髖關節與腳踝）決定了橋的方向與動作。

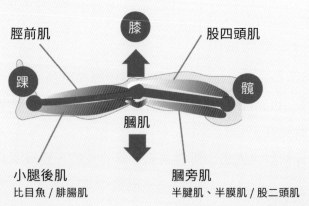

脛前肌
膝
股四頭肌
踝
髖
膕肌

小腿後肌
比目魚 / 腓腸肌

膕旁肌
半腱肌、半膜肌 / 股二頭肌

🚣 阿舟物理治療 製圖

除了這些肌肉以外，還有一條肌肉「膕肌」也十分重要，這裡所提到的肌肉是髖關節、踝關節與膝蓋之間連結的肌肉，而膕肌的差異則在於它沒有連接其他關節，僅僅是膝關節本身的肌肉，就像是橋的纜繩一樣，負責細微地控制膝關節的穩定。

剛剛提到膝蓋的主要動作是伸直和彎曲，其餘動作是由髖關節和腳踝完成，這句話其實說得不夠完整，因為膝蓋也會有小幅度的旋轉。如果仔細看膝蓋的關節面會發現，脛骨的內側骨頭和外側骨頭長得不太一樣，內側的膝蓋關節面（內側脛骨上關節面）較狹長，而外側的關節面（外側脛骨上關節面）則略短一點點，就像是火車的鐵軌，如果內側的軌道較長，而外側的軌道較短，火車通過時就會根據前進的方向略為轉彎。相同的，膝蓋在伸直和彎曲時，也會略微轉彎，這樣的現象被稱為「螺旋回返機制（Screw Home Mechanism）」。

螺旋回返機制對膝蓋的健康十分重要，坐著將膝蓋伸直時（開放鏈），小腿骨脛骨會往外旋轉10度；相反的，當伸直的膝蓋要略微彎曲時，小腿骨會往內旋轉10度，而轉彎的穩定控制則是由膕肌所負責。

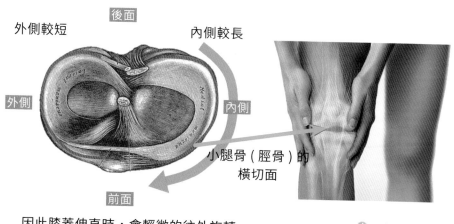

外側較短　　　後面　　　內側較長

外側

內側

小腿骨（脛骨）的橫切面

前面

因此膝蓋伸直時，會輕微的往外旋轉

阿舟物理治療 製圖

讓膝蓋動作穩定的緩衝器：半月板

膝蓋是由股骨和脛骨所組成，如果我們簡化這個關節，會發現上面的股骨是一顆像球一樣的關節，而下面的脛骨則像是一個平面，一顆球放在一個平面上，會發生什麼事呢？

這兩者的接觸面積鐵定只有一點點，如果要使接觸面積加大、膝蓋更穩定，勢必要有額外的填充物放在球外圍空出來的地方，而這些填充物就是「半月板」。半月板可分為「內側半月板」與「外側半月板」，它們分別填滿內側、外側股骨髁與平台間的空隙，不僅可以幫助關節更加穩定，不會走一走，球（股骨）就衝出平台（脛骨）外，藉由半月板的前後滑動與內外橫移，也可以進一步提升膝關節的緩衝力。

膝蓋的簡化示意圖

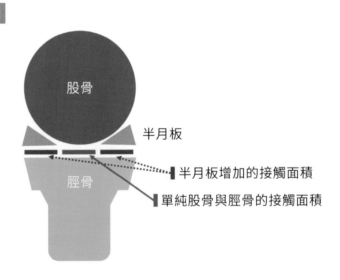

阿舟物理治療 製圖

膝蓋動作的穩定器：前、後十字韌帶

　　膝蓋關節本身就像是一顆球和一個平台，藉由半月板的幫忙增加了關節的穩定度與緩衝能力。然而，由於活動膝蓋時會伸直與彎曲，如果半月板將股骨與脛骨之間的空隙全部填滿，勢必會阻擋動作進行，因此膝蓋的前後方並沒有半月板，只有內側半月板與外側半月板。

　　這樣的構造使膝蓋的活動度不受阻撓，相反的，也很容易造成膝蓋前後脫臼，該怎麼辦呢？在膝蓋的正中間有二條堅韌的韌帶：前十字韌帶與後十字韌帶，限制膝蓋的前後滑移，進而有效避免膝蓋向前與向後脫臼。

膝蓋的簡化示意圖

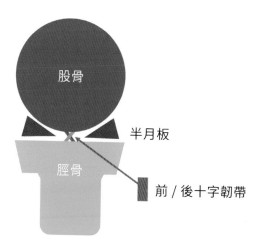

🛶 阿舟物理治療 製圖

十字韌帶的功能

前十字韌帶→限制脛骨往前滑移；後十字韌帶→限制脛骨往後滑移。

看到這裡，是不是更認識「膝蓋」關節了呢？前面提到的都是將真實狀況簡化再簡化的版本，膝蓋的實際運作比起上述的狀況複雜且有趣許多，包含周圍的韌帶、筋膜和各種不同的肌肉都占有其重要的角色。而這一節主要目的是讓大家對「膝蓋」的解剖和動作有基礎了解，接下來慢慢跟大家分享更進階的內容。

3-3 一運動膝蓋下方就痛，難道不能再運動了嗎？

　　很多人都有運動當下或運動後膝蓋疼痛的問題，這通常是因為「跳躍者膝」。顧名思義，這樣的症狀與跳躍有直接的關聯，主要是膝蓋下方疼痛、腫脹與不適。對於熱愛上下坡跑步、籃球、排球、羽球或是跳舞等，需要跑跑跳跳的群體來說十分常見。而醫學上把這樣的狀況稱呼為「髕骨肌腱炎」，又稱跳躍者膝（Jumper's Knee）。

　　跳躍者膝到底有多常見呢？過去的研究發現，約有44%的美式足球員和32%的籃球員有這樣的困擾。換句話說，一場三對三的籃球場上，至少就有兩個人有這樣的問題。而影響的範圍不僅僅只是場上運動而已，有時就連走路或是上下樓梯都會造成疼痛。

　　追究疼痛的原因，其實就是膝蓋下方的「髕骨韌帶」發炎了。但為什麼髕骨韌帶沒事會突然發炎呢？在2010年的一篇文獻[2]中，就有明確分析髕骨韌帶發炎的原因，主要區分為內在因素與外在因素二大類：

●內在因素

1. **肌力不平衡**：肌力若有嚴重的不平衡，有可能會導致部分組織發炎或積水，最常見的訓練不平衡包括：左右腳訓練不均、或是過度訓練特定肌肉（像是只訓練股四頭肌，而忽略臀肌等）。

2. **身體排列不良**：最常見的身體排列不良包含駝背、圓肩、深蹲時膝蓋沒有對齊腳趾等，姿勢不良或是動作歪斜都有可能導致膝蓋承受更多的壓力。

3. **腳踝結構與活動度不佳**：膝蓋的問題來自腳踝？你知道嗎？腳踝可以說是膝蓋的方向盤，當腳踝卡住或是歪斜時，就會讓膝蓋跟著一起歪。研究發現，當腳踝活動度不足時，膝蓋疼痛比例也會跟著上升。

●外在因素

1. **重複性高、高強度、高頻率**：訓練不只重視運動當下，運動後的修復也是關鍵。運動時其實會造成局部組織的破壞，而運動後的 24 小時到 48 小時之間，組織正處於修復期，若每天持續進行反覆且高強度的運動，會讓受損的組織來不及癒合，進而產生持續性發炎甚至疼痛。

2. **每週訓練強度增加的幅度大於10％**：除了缺乏休息外，另一個類似的因素就是突然增加過多強度，導致組織受損過於嚴

重，導致發炎。所以在規劃運動時，循序漸進是非常重要的重點。

看起來，引發跳躍者膝的原因好像很多，但回歸到根本，可以發現髕骨韌帶發炎主要是因為「過度使用」。因此，包含身體肌力不平衡或是腳踝卡住導致膝蓋壓力過大；熱愛重複進行加速、減速或跳躍落地等讓膝蓋受到高度衝擊的運動，包括排球、籃球、羽球等；甚至是當運動後沒有安排足夠的修復時間，都會導致髕骨韌帶的持續發炎。

▎適當休息與拉筋，有效減輕膝蓋壓力

既然我們知道最根本的原因是膝蓋下方的髕骨韌帶發炎，那麼適當的休息和逐步的訓練就絕對不能輕忽，過去的實證文獻也支持這樣的說法，在前面的文獻提到，矯正與治療主要分為三期：

1. 第一期：休息控制 Initial Rehabilitation Controlled Rest
2. 第二期：逐步訓練 Progression
3. 第三期：回到比賽 Sports Specific: Return to Play

當然，在一開始的第一步，不要懷疑，絕對是請醫師、物理治療師等醫療專業人員協助評估與處理軟組織的問題，用動作測試與超音波確認髕骨韌帶只是單純發炎，還是其實已經有撕裂傷、或更嚴重的髕骨韌帶斷裂。而在這段期間，你可以做的是：

1. 避免跳躍：跳躍會讓髕骨韌帶承受過多的衝擊力，因此在疼痛的狀態下，需要避免跳躍的動作，相關訓練也必須先暫停，讓組織好好修復。

2. 下肢的拉筋：拉筋可以有效幫助減少膝蓋過多的壓力，尤其是髖屈肌、股四頭肌和腿後肌群。

3. 股四頭肌離心運動：除了休息和放鬆以外，避免再次受傷的另一個重點就是逐步訓練肌肉和韌帶，而股四頭肌的離心運動已被許多研究證實對髕骨韌帶復原十分有幫助。

找回不痛的膝蓋：
跳躍者膝適用的伸展與訓練

在訓練下肢肌力之前（包含大腿前側的股四頭肌和後側的腿後肌等），適當放鬆肌肉，有助於肌力的建立。其中，「拉筋」是最簡單且不需工具輔助的方法。接下來，會介紹常見與跳躍者膝相關的肌肉放鬆動作。

此外，因為是髕骨韌帶發炎，在執行拉筋前，可以先試著放鬆髕骨韌帶，詳細步驟參考5-5的p.315，建議輕輕地按壓即可。

髖屈肌（腰大肌）伸展

　　腰大肌是一條在脊椎二側的肌肉，從第十二胸椎至第五腰椎往下延伸到髖關節的小轉子，負責脊椎的穩定與髖關節的彎曲（大腿抬起），要確實拉到這條肌肉只需要二個步驟。

STEP 1

從半跪姿開始：一腳在前、一腳在後，單膝跪地。如果膝蓋壓著地板有點不舒服，可以使用枕頭或是瑜伽墊放在膝蓋下方。需要注意的地方在於，前腳與後腳彎曲約 90 度，身體直立不駝背。

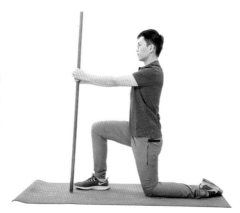

STEP 2

身體維持直立，微收小腹，將身體慢慢地往前帶。此時大腿前側有伸展的感覺是正常的，如果完全沒感覺，可能是身體的姿勢已經跑掉了，包含軀幹彎曲或是沒有收好小腹（變成骨盆前傾），因此記得時時注意自己的姿勢。放鬆一次約 30 秒至 1 分鐘，一回做 3 次左右，伸展的程度以可以忍受為主。

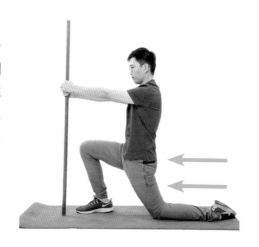

股四頭肌伸展

股四頭肌位於大腿前側，是股直肌、股外側肌、股內側肌和股中間肌四條肌肉的總稱。它主要負責髖關節彎曲（大腿抬高）和膝蓋伸直。要拉筋放鬆股四頭肌，坊間有許多伸展方式，而其中我最常用，也最喜歡的就是「靠牆伸展」，只有二個步驟，十分簡單。

STEP 1

找到一面牆，背對牆壁呈單膝跪地姿勢，後方的腳為伸展側。後腳以膝蓋為支點，將腳背靠在牆上，身體挺直。動作與伸展腰大肌的半跪姿雷同，唯一的差別是後方腳的腳背靠在牆上。

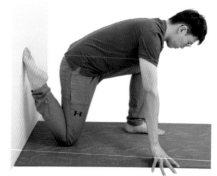

STEP 2

將身體慢慢往後靠，到可以忍受的程度為止，不需要太痛。放鬆一次約 30 秒至 1 分鐘，一回做 3 次左右。

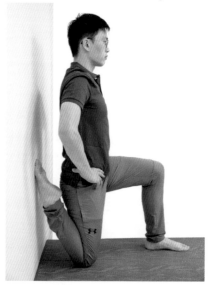

腿後肌與小腿拉筋

　　大腿後側（半腱肌、半膜肌、股二頭肌）與小腿後側（腓腸肌、比目魚肌）的肌肉，有筋膜上的相連，因此可以用一個動作伸展到所有的肌肉，當然，也可以分別放鬆。腿後肌與小腿的拉筋僅有二個步驟。

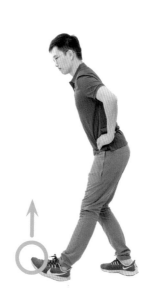

STEP 1

一腳在前、一腳在後站立，要放鬆的腳為前腳。接下來，將屁股慢慢往後坐，過程中記得維持身體直立不駝背。

STEP 2

將屁股往後坐的過程中，前腳腳板順勢往上抬，此時會明顯覺得整個大腿、小腿後側十分緊繃，一次維持 30 秒至 1 分鐘即可。一回重複將腳板抬起做 2 至 3 次。過程中，若覺得支撐腳太累，可以用手輕扶大腿。

股四頭肌離心收縮

股四頭肌的蹲姿訓練，建議在休養三週後，與醫療人員討論確認沒有影響再開始進行。針對髕骨韌帶，建議用傾斜板下蹲（傾斜25度），也可用瑜伽墊或毛巾捲起來，將腳後跟墊高下蹲。蹲下時速度放慢（強調離心收縮），起身時速度維持正常，不需要蹲低超過90度或是低於膝蓋水平面，在不痛的範圍下慢慢動作即可。

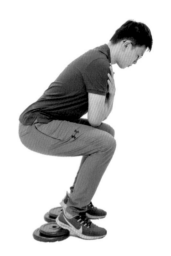

保護膝蓋，避免過度訓練

回顧引發跳躍者膝的各種原因，並掌握避免過度使用、適當運動後修復的基礎原則，就能大略能抓出預防的大方向了。其中包含：

1. 訓練時避免過度集中某部位，造成肌力不平衡。
2. 注意訓練時的身體姿勢。
3. 注意腳踝活動度與結構。
4. 訓練循序漸進，不要一次增加太多的強度，一週的增加量應低於 10%。

3-4 膝蓋發出聲響，可能是髖骨外翻？

　　膝蓋疼痛不只是發生於膝蓋下方的跳躍者膝，另一種「髕股關節疼痛症候群」也十分常見。你是否曾經在跑步時覺得膝蓋內、外側疼痛，或是深蹲起身時總覺得怪怪的，甚至感到疼痛呢？還是膝蓋常發出恐怖的咖咖聲？這些狀況如果去看醫生，經常會診斷出是髕骨外翻或「髕股關節疼痛症候群」（Patellofemoral pain syndrome，PFPS）。

　　什麼是髕骨外翻和髕股關節疼痛症候群呢？為什麼會產生這樣的情況？其中的關鍵，就在於「髕骨」。髕骨是膝蓋前面的一小塊骨頭，會順著大腿骨（股骨）與小腿骨（脛骨）之間的軌跡行走。如果它跑出去撞到隔壁鄰居，就會產生磨損與疼痛，也就是「髕股關節疼痛症候群」。大家的髕骨都很容易撞到外側的鄰居（股骨頭），這個現象稱為「髕骨外翻」[3]。

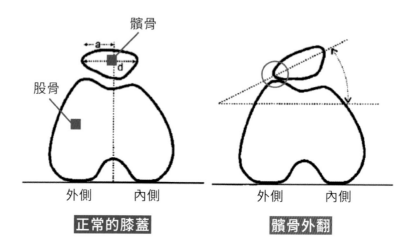

髕骨

股骨

外側　　內側
正常的膝蓋

外側　　內側
髕骨外翻

▎髕骨外翻，原來是膝蓋內外使力不平均？

　　檢查有沒有髕骨外翻的測試十分簡單，不需要龐大且精細的儀器就能測出。首先，坐著讓膝蓋彎曲約90度，找出二個關鍵點，第一個點是「髕骨中線」，用手找到膝蓋中間的髕骨，接著找到它的中線，這就是髕骨中線。第二個點是「脛骨粗隆」，從小腿前面會摸到一條硬硬的骨頭，這是脛骨，摸到這塊骨頭後將手往上移動，在接近膝蓋的地方會有一個凸凸的點，這就是脛骨粗隆。觀察看看這兩個點有沒有垂直對齊，如果有對齊，或是只有一點點偏移都是可接受範圍內。但若偏到髕骨邊緣側太多（15度以上），代表可能有髕骨外翻。

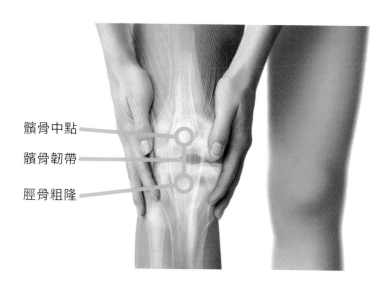

髕骨中點

髕骨韌帶

脛骨粗隆

　　輕微的髕骨外翻其實不會有太大的影響，就像偶爾駝背不會馬上感到腰痠背痛，只有出現比較嚴重的外翻或是頻繁使用膝蓋時（像是跑步、爬山等），才會產生發炎和疼痛的問題。為什麼髕骨會往外偏移，甚至撞到其他骨頭呢？這與髕骨周圍的拉力有關。髕骨其實是膝蓋上懸浮的骨頭，周遭沒有任何關節相連，而控制髕骨前後或內外移動的，是附著在髕骨周圍的肌肉。我們可以看看下一頁髕骨周圍的拉力。

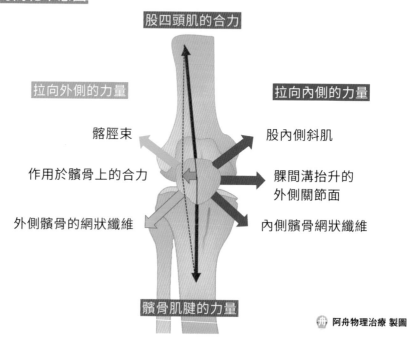

膝蓋的簡化示意圖

股四頭肌的合力

拉向外側的力量

拉向內側的力量

髂脛束

股內側斜肌

作用於髕骨上的合力

髁間溝抬升的
外側關節面

外側髕骨的網狀纖維

內側髕骨網狀纖維

髕骨肌腱的力量

阿舟物理治療 製圖

　　紅色的箭頭是主要控制髕骨的肌肉和韌帶，包含我們常聽到的大腿肌肉：股四頭肌和膝蓋下方的韌帶：髕骨韌帶；內側的藍色線，則是將髕骨往內拉的力量，包含股內斜肌和內側髕骨網狀韌帶；外側的綠色線，則是將髕骨往外拉的力量，包含髂脛束、外側髕骨網狀纖維。

　　而髕骨外翻，其實就是髕骨被往外拉，外拉的力道大於內拉的力道，大家或許會覺得奇怪，髕骨外翻那麼常見，難道每個人的髂脛束和外側力量都強到能將髕骨往外拉嗎？答案或許沒這麼簡單，2007年的文獻[4]發現，另外一個原因可能出在「承重或深蹲時的膝蓋內扣」。

肌肉無力，讓你的膝蓋往內扣

　　什麼是膝蓋內扣呢？從下圖可以看見，一般來說，人體從站著到蹲下，整個下肢的排列會像左圖一樣，當膝蓋內扣時就會如右圖感覺膝蓋歪斜，如果觀察整個下肢，會發現膝蓋部位有個折點。瞬間承重時的膝蓋內扣或深蹲時的膝蓋內扣，都會讓原本往上的股四頭肌拉力向外，導致往外拉扯的力矩瞬間增加，如p.122下圖所示，把髕骨帶離原有的軌跡，撞到股骨頭，形成髕骨外翻。

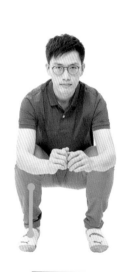

正常深蹲

膝蓋在腳踝正上方

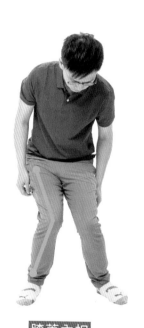

膝蓋內扣

在蹲的過程中，
膝蓋往內移動而不在腳踝正上方

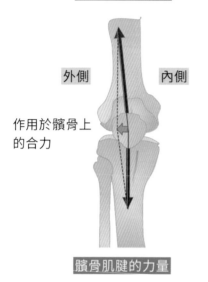
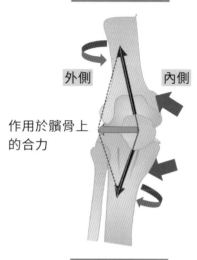

正常膝蓋排列

股四頭肌的合力

外側　　　　　內側

作用於髕骨上
的合力

髕骨肌腱的力量

膝蓋內扣導致排列問題

股四頭肌的合力

外側　　　　　內側

作用於髕骨上
的合力

髕骨肌腱的力量

🚣 阿舟物理治療 製圖

　　為什麼沒事會膝蓋往內扣呢？不同的專業或許觀點會有些不同，不過一般來說，認為主要是因為髖關節的肌肉（如臀肌）無力與腳踝活動度不足所導致。為什麼不是膝蓋本身的問題呢？之前提過，膝蓋比較少有旋轉和側擺的動作發生，因此如果動作過程中，膝蓋出現除了彎曲伸直以外的動作，反而更有可能是其他關節造成的問題。

　　然而，矯正腳踝和臀肌真的可以改善膝蓋內扣和矯正髕骨外翻嗎？答案是可以的。2013年，David R. Bel等學者針對膝蓋內扣找

來了32位受試者參與實驗，訓練臀肌、髖伸直肌與鬆動踝關節活動度。在訓練2~3週後發現，膝蓋內扣和髕骨外翻症狀皆有改善，幅度大約30~50%，而腳踝鬆動的效果又更好一些。

　　到這裡簡單的統整一下，髕股關節疼痛症候群與髕骨外翻的症狀，跟深蹲時的「膝蓋內扣」有很大的關聯，而膝蓋內扣的主要原因為：一、髖關節臀肌無力，二、踝關節活動度不足，而矯正通常也會依照這二個方向去處理。

髖股關節不要痛！
解放髖骨外翻疼痛的伸展與訓練

腳踝鬆動

「腳踝鬆動」是在矯正膝蓋疼痛時最常使用的方式。只有二個步驟，快速又簡單。在這之前，我們需要一個小小的工具：彈力帶，在一般體育用品店就能買到。

將彈力帶套在需要放鬆腳的內踝與外踝正下方，觸摸腳踝的內側與外側時，有兩塊凸出、硬硬的骨頭，就是內踝與外踝的位置。

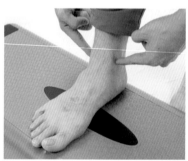
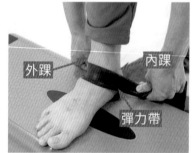

外踝　內踝　彈力帶

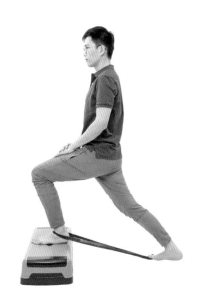

STEP 2

放鬆腳在前,另一腳在後踩住彈力帶,或是打結或用物品固定,只要確認套在腳踝上的彈力帶不要鬆鬆的即可。

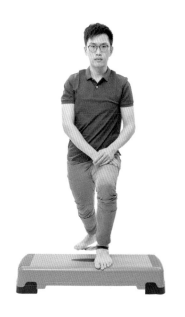

STEP 3

將前腳膝蓋大約對齊腳趾食趾的方向,慢慢地往前移動,過程中膝蓋不內扣也不刻意往外打開,重複做約 10 下。

靠牆版蚌殼式

　　臀肌訓練的方式百百種，如果是針對膝蓋疼痛，不希望額外增加膝蓋壓力同時又想訓練到臀肌，會建議先從「蚌殼式」開始。蚌殼式的動作很簡單，不過在訓練的過程中不能馬虎，常看到許多人做蚌殼式時骨盆東倒西歪、上半身動來動去，這樣就沒有訓練臀肌的效果。因此建議採用「靠牆版蚌殼式」，藉由牆壁的幫助，可以更有效訓練臀肌。

　　「靠牆版蚌殼式」，首先需要找一面牆，讓整個身體靠在牆面上。一開始先將瑜伽墊靠在牆邊，接著側躺，讓需要訓練的腳在上方。過程中確認後頭部、後背和臀部都貼在牆壁上，避免動作時身體歪掉。膝蓋彎曲約 90 度，後腳跟輕碰牆壁。

　　維持同一姿勢，膝蓋盡量往上打開，過程中維持呼吸不憋氣，骨盆和身體皆維持貼在牆壁上，不旋轉、也不駝背。膝蓋打到最開後，維持約 2 秒再慢慢放下，一回做 8 下，總共做三回。

▎破解髕骨外翻的訓練迷思

　　過去在物理治療研究或是在體能訓練上，通常談到髕骨外翻最先想到的訓練就是股內斜肌（Vastus Medialis Obliquus, VMO）訓練，這條肌肉是股四頭肌的其中一小部分。股四頭肌，顧名思義包含了四個頭（四條肌肉），包括最深層的股中間肌（Vastus Intermedius）、內側的股內側肌（Vastus medialis）、外側的股外側肌（Vastus lateralis），和最表層的股直肌（Rectus femoris）。這四條肌肉往下匯集成股四頭肌腱（Quadriceps Tendon）連到髕骨之中，進而幫助我們做出膝蓋伸直的動作。

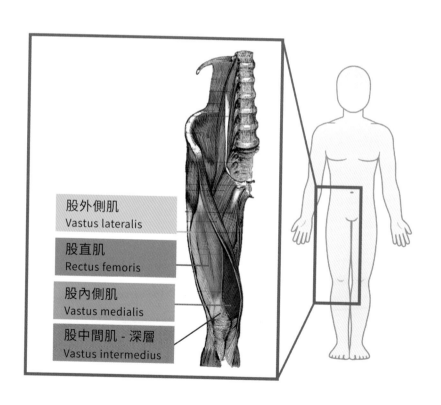

股外側肌
Vastus lateralis

股直肌
Rectus femoris

股內側肌
Vastus medialis

股中間肌 - 深層
Vastus intermedius

為什麼過去大家都想訓練股內側斜肌呢？過往以為髕骨往外偏移或是髕骨不穩，主要是因為控制髕骨的內、外側肌肉失衡導致，其中包含髕骨外側的肌肉（股外側肌與髂脛束）太緊，和髕骨內側的股內側斜肌無力，造成髕骨往外偏移、產生髕骨外翻，最終使膝蓋發炎和疼痛。

然而，這樣真的有用嗎？一篇系統性回顧研究[5]發現，刻意訓練股內側斜肌，和一般的股四頭肌訓練，成效並沒有顯著差異。在另一篇2009年的肌電圖相關研究中[6]，作者比較了20篇相關文獻，探討髖關節、膝關節、踝關節、足部的不同動作會不會造成肌電圖的差異。他們發現股內側長肌和股內側斜肌在進行不同下肢動作時，並沒有明顯的不同，因此研究者建議臨床上並不需刻意訓練股內側斜肌，只要進行整體的股四頭肌訓練就會有很好的效果。

股內側斜肌訓練？其實沒有幫助！

過去針對髕骨外翻常會使用股內側斜 VMO 肌訓練，像是髖關節外轉屈曲或是夾球橋式等如下圖，但近期研究顯示，其實沒有必要針對股內側斜肌特別訓練。

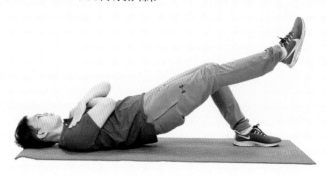

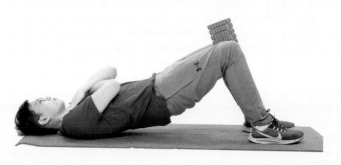

3-5 「女性」的膝蓋比較容易受傷？

男女在生理構造上有許多不同，包含骨盆的寬度、韌帶的韌性、柔軟度等都有差異，而這些不同是否也會造成疼痛上的差異呢？還記的我們在3-1一開始曾經提到，膝蓋疼痛是常見的下肢疼痛，然而女性的膝蓋疼痛發生比例，會明顯大於男性。

在臨床上也發現類似的現象，尤其近期台灣運動風氣興起，許多人陸陸續續投入重訓、跑步、攀岩、騎自行車等運動中，儘管這是非常好的現象，但也發現膝蓋疼痛、足底筋膜炎或腳踝疼痛的人慢慢增加，其中又以女生占大宗，到底是什麼原因呢？

的確，男女骨盆結構有很大的不同，女性的骨盆遠比男性的骨盆寬得多，造成男女Q Angle角度也不同（女生較大），在上一節 p.120曾經提過，影響膝蓋髕骨位置和移動的主要原因，來自於股四頭肌與髕骨韌帶的力線。女生的Q Angle角度較大，影響股四頭肌的往外拉力更大，有些人認為這樣的差異，可能正是造成女性膝蓋容易疼痛的原因。這樣的說法似乎十分直覺也合乎邏輯，但男女骨盆差異真的有這麼大的影響嗎？

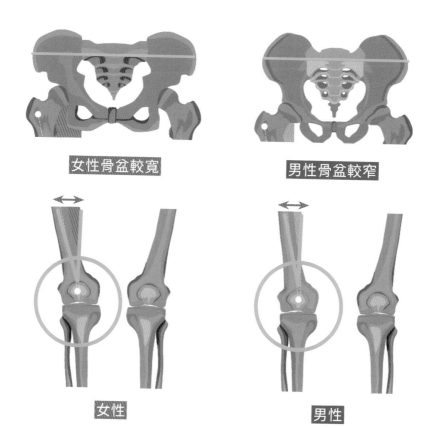

女性骨盆較寬　　　男性骨盆較窄

女性　　　男性

Q Angle 是指股骨（大腿骨）與脛骨（小腿骨）之間的夾角，這個夾角同時也代表股四頭肌的拉力角度。

　　最近有些研究提出了不同的想法，1993年[7]和2016年[8]的研究發現，男女骨盆的差異、Q Angle大小與膝蓋疼痛沒有太大的關聯。如果天生骨頭結構不是絕對性因素的話，那還有什麼可能性呢？

女性的人體第六感，竟是膝蓋疼痛的主因？

人體的第六感，其實就是「本體感覺」。與視覺、聽覺、觸覺、味覺、嗅覺等常見的感知不同，本體感覺和「動作」有關，它幫助我們在黑暗中依然能夠行走、在運動時能夠精準地控制每一條肌肉，也與身體的平衡有關。本體感覺在學術上通常分為二種，第一種為「有意識的本體感覺」、第二種則是「無意識的本體感覺」：

● 有意識的本體感覺

藉由脊柱內側蹄系統（Dorsal Column-Medial Lemniscus System）傳送身體的資訊到大腦（丘腦）。舉例來說，大家可以閉上眼睛將雙手往外平伸，接下來隨意用雙手繞大圈並默數5秒。在過程中，是不是感覺得到手的位置在哪裡呢？在沒張開眼睛的情況下，為什麼感覺得到？答案就是「本體感覺」。它能偵測肌肉長度、張力和關節囊內的壓力，傳送到大腦並經由大腦統整出結果。

● 無意識的本體感覺

由小腦控制，幫助我們準確控制需要出多少力量，也和姿勢控制與身體的平衡有關。例如如何從拿起水杯走到沙發坐下，無意識的本體感覺會幫助我們精準控制拿水杯的力道，讓水不會灑出來。研究發現，男女之間不僅結構上略有差異，在平衡與本體感覺的策略也完全不同，而這樣的差異可能導致女生比男生更容易膝蓋疼痛。2007年的一篇文獻[9]調查了277位大學運動員（140位女性、137

位男性），其中有25位運動員受傷（11位女性、14位男性），研究發現，受傷的女性運動員與未受傷的女性運動員相比，本體感覺下降非常多，有趣的是，她們是「身體軀幹」的本體感覺下降。

軀幹的本體感覺也會影響膝蓋疼痛？如同這本書所提到的：「膝蓋的問題不一定來自於膝蓋。」這篇文獻的研究方法如下：讓受試者坐在如下頁圖的儀器上，受試者一開始會將軀幹旋轉到20度的位置，接著儀器以每秒1度的速度將軀幹轉回去，受試者不須出力，被動旋轉，當受試者覺得到身體擺正的時候就停止（被動本體感覺）；另一個測試，一樣將受試者軀幹旋轉到20度的位置，這次讓受試者主動將軀幹轉回去，當轉到「自己覺得擺正」時停止（主動本體感覺）。儀器會記錄他們轉的位置與實際位置的差距。

實驗儀器示意圖

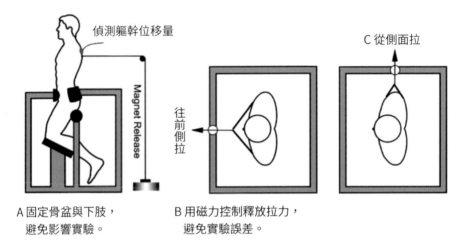

偵測軀幹位移量

Magnet Release

C 從側面拉

往前側拉

A 固定骨盆與下肢，
避免影響實驗。

B 用磁力控制釋放拉力，
避免實驗誤差。

阿舟物理治療 製圖

　　研究發現，受傷後的女性運動員（2.2度）與未受傷的女性運動員相比（1.5度，P≤.05），軀幹本體感覺下降非常多，而男性則沒什麼差距。研究者也觀察到，主動本體感覺誤差角度每增加1度，膝蓋受傷比例增加2.9倍；膝蓋韌帶受傷增加3.3倍。

　　另外一篇研究[10]也發現，在膝蓋未受傷前，女性運動員和男性運動員相比，單腳站立的平衡比男性更好。若在膝蓋前十字韌帶（Anterior Cruciate Ligament，ACL）受損的情況下，女性本體感覺會突然下降非常多，就算復健後，女性的本體感覺也遠比韌帶受損的男性更差。

　　結論是女性在受傷前，不論是「平衡」還是「本體感覺」都比

男性更好。然而，只要膝蓋一受傷後，身體的平衡和軀幹的本體感覺都會大幅下降，經過一般復健也無法恢復。因此，女性會更容易產生二次或三次膝蓋受傷，陷入膝蓋疼痛的地獄循環。

為什麼會這樣呢？另一位學者Dr. Hewett的研究發現，或許可以幫助我們找到答案，也可以解釋女性韌帶在膝蓋中的角色和膝蓋疼痛的原因，其中的關鍵在於「神經肌肉控制」的不同。

▌肌肉控制竟然也會男女大不同？

想到肌肉，大家會聯想到什麼呢？可能會想到有大塊肌肉的大力士或是充滿線條的猛男，隨手舉起很重的啞鈴或是槓鈴的樣子。然而，肌肉不只是產生力量而已，藉由大腦與肌肉間的細微控制，我們的肌肉也可以做出許多精細動作。像是輕輕拿起雞蛋而不會破、拿起裝滿水的杯子而不會灑出來等，這些動作都需要不同肌肉細微的控制力量彼此協調，而控制肌肉力量的主角，正是神經系統。這種神經與肌肉間細微的控制稱為「神經肌肉控制」。

男女之間，就連膝蓋周圍的神經肌肉控制也略有差異，這樣的不同很可能正是女性較容易膝蓋疼痛的原因。其中的差異如下：

1. 女性傾向用韌帶支撐膝蓋

女性膝蓋內、外側的肌肉控制不佳，導致更常用韌帶穩定膝蓋。

2. 傾向用股四頭肌與髕骨韌帶穩定膝蓋

膝蓋的控制理應包含股四頭肌和腿後肌，但由於女性常用韌帶支撐膝蓋，當負荷變大時（跳躍時單腳落地或減速時），超出

韌帶的負荷，就容易轉向用股四頭肌主導。

3.雙腳肌力的失衡

非慣用腳肌力，明顯比慣用腳肌力低許多。

由於賀爾蒙的影響與男女在生理上的差異，女性不僅天生肌肉量比男性少，使用肌肉的習慣和控制能力也大不同，會更傾向使用特定組織幫忙，包含特定韌帶或肌肉。只要一受傷或是因為老化而流失肌肉，失去支撐與平衡的膝蓋，疼痛的問題就像背後靈一樣甩也甩不開。

前面提到，女性膝蓋疼痛的原因包括：過度依賴股四頭肌、本體感覺因受傷後大幅下降、男性與女性的神經肌肉控制策略不同。因此，矯正有三個必要關鍵：「放鬆股四頭肌」、「本體感覺」與「神經肌肉控制」。

避免膝蓋疼痛，首先要放鬆過緊的股四頭肌

由於多數女性比起腿後肌，更加傾向依賴股四頭肌力控制膝蓋。因此，矯正的第一步就是放鬆股四頭肌，股四頭肌放鬆的方式有：「伸展」與「按摩」。股四頭肌放鬆可以參考3-3（p.114）中的靠牆伸展。如果在家中找不到可以伸展的牆壁，或是膝蓋疼痛無法跪地，也可以採取按摩的方式放鬆股四頭肌。

股四頭肌按摩

STEP
1

一開始如圖一樣趴在滾筒上，將滾筒保持在大腿的前側，試著感覺肌肉像奶油一樣融化的感覺。過程中記得維持呼吸，不要憋氣。

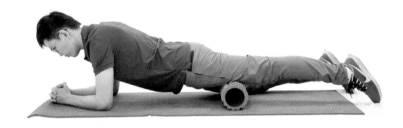

STEP
2

習慣後可以用二種方式增加按摩的效果：第一種是上下、左右移動大腿，找出緊繃疼痛的點。如果有，停留約 30 秒到 1 分鐘；另一種則是慢慢彎曲膝蓋和伸直膝蓋，這樣放鬆的效率更快。

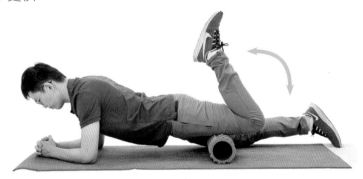

小心膝蓋過度伸直，讓膝蓋壓力山大

其實，除了股四頭肌外，在臨床上，膝蓋後側的膕肌也常常出現問題。「膕肌」是膝蓋後側的小肌肉，這條肌肉從後外側大腿骨——股骨外上髁（Lateral Epicondyle）跨過後方膝蓋，連到小腿骨——脛骨後內側。它不僅是膝蓋的核心穩定肌肉，負責調節膝蓋的旋轉穩定，同時也是3-2 p.105提到的螺旋回返機制的關鍵肌肉。

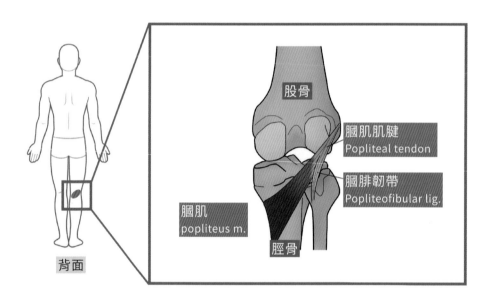

這條肌肉什麼時候會受到影響呢？最常見的狀況是膝蓋受傷或手術後，由於膝蓋變得不穩定，膕肌就會變得緊繃無力。而另一個常見的狀況則是膝蓋過度伸直。上班族工作壓力大，通常都是久坐、久站、久走。久站時為了不讓大腿太過疲累，有時會讓膝蓋往後繃緊，這樣的狀況被稱為膝蓋過度伸直，又稱「膝反屈」（Genu Recurvatum）。

膝蓋過度伸直 /Hyperextended knee = 膝反屈 /Genu recurvatum

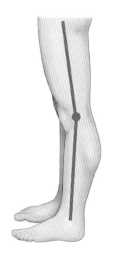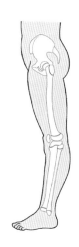

在膝反屈的情況下，股四頭肌就不須出太多力量穩定膝蓋，此時主要穩定膝蓋的是骨頭與韌帶。短時間內不會有太大的問題，但長期下來，會讓韌帶與關節的壓力變大，同時膝蓋後側的膕肌也會因為一直過度伸展，而變得無力。而改變的第一步，就是先按摩長期拉扯、緊繃無力的膕肌，並藉由膝蓋的運動重新喚醒膕肌與周圍肌肉。

膕肌放鬆

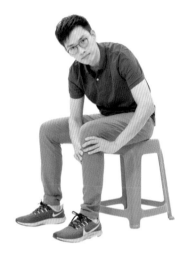

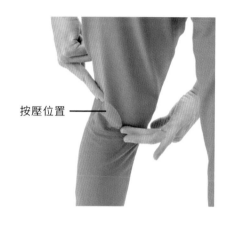

按壓位置 ——

<table>
<tr><td>STEP 1</td><td>STEP 2</td></tr>
</table>

STEP 1

首先,坐著時將雙手的大拇指輕輕扣在膝蓋正後方,其他四指靠在膝蓋的二側。

STEP 2

接下來,將大拇指輕輕往斜上方按壓即可,按壓一次約 30 秒至 1 分鐘,每天約三次即可。

▌訓練本體感覺與神經肌肉控制,不再膝蓋卡卡

接下來的本體感覺訓練與神經肌肉控制訓練,可能與一般想像中的肌力訓練有很大的不同。想到「訓練」,也許會想到揮汗如雨、肌肉收縮、熱血沸騰等畫面;但本體感覺訓練關注的不在於深蹲負重多重、棒式撐多久、伏地挺身做了幾下等外在的重量、時間或頻率。而是讓關注點回到自己,仔細感覺自己的動作是否足夠穩

定、柔和、滑順，會不會某個角度特別卡，或是不自覺做出多餘的動作等，這些差別會讓運動的成效差別很大喔！

骨盆：骨盆時鐘

要訓練骨盆的本體感覺，最好的訓練就是骨盆時鐘，也就是2-3 p.90的測試之一。骨盆時鐘不僅是很好的測試工具，也是一種矯正方式。不過骨盆時鐘訓練與測試還是有差別，骨盆時鐘運動可以使用各種輔助工具，幫助我們更清楚感覺骨盆的動作，並讓訓練變得更加簡單。

在2-3進行動作測試時，為了確保精準度，會建議在瑜伽墊或是較硬的床上做測試，但若是作為運動則可以在較軟的床上，搭配骨盆枕或是稍微洩過氣的皮球放置於骨盆後方，這樣做骨盆時鐘訓練時會容易許多。

詳細步驟基本上是一樣的，可以參考2-3 p.91的說明。注意在動作的過程中，脖子、肩膀、下肢等任何地方都不應該出力，維持正常呼吸。在找到自己受限的位置後，可以多訓練卡住的角度幾次，每次訓練10分鐘，每天3次。

膝蓋：膝蓋內外側控制

訓練膝蓋內外側控制的訓練動作十分簡單，且與第二章中的第三個動作測試：單腳旋轉雷同，這個動作不僅是測試方式，同時也可以做為訓練方法，請參考p.75。

腳踝：腳踝本體訓練 1

腳踝的本體感覺訓練動作就像腳踝版的骨盆時鐘，不同的是這個運動需要「平衡板」輔助，這個工具的樣子是一個圓盤，底部則是半圓的球體，常用來作為平衡訓練的輔助器材，在一般的體育用品店就能買到。

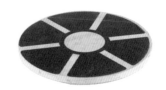

儘管平衡板一般是用來站在上方訓練平衡度，但我們會使用這個工具來訓練腳踝的控制能力。接下來的三步驟動作，可以幫助我們重新找回腳踝的控制與連結。

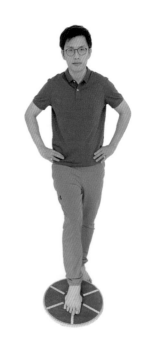

STEP
1

將平衡板放置於地板上，如果是瓷磚地板，可以在平衡板下方墊瑜伽墊避免滑動。雙手放於腰側，將訓練腳放置於平衡板的正中間，另一腳則膝蓋微彎踩地。

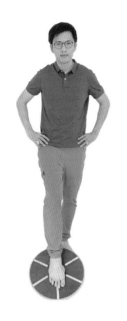

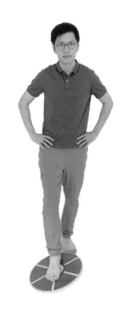

STEP 2

接下來，將腳板往前壓向 12 點鐘方向，讓平衡板輕碰地面，再往 6 點鐘方向、3 點鐘和 9 點鐘方向重複一樣的動作，動作過程要注意讓膝蓋維持在腳踝的正上方，不往內或往外。最常見的錯誤是，嘗試讓平衡板碰觸地面時，膝蓋動得比腳踝還多。

STEP 3

四個方向都做過一輪後，可以嘗試將這些點連起來繞圈，動作過程盡量放慢，保持流暢感。過程中會發現某些角度很卡或無法做到，這是十分正常的，許多人的腳踝控制並不好，可以在比較卡的範圍內多做幾次加強。

TIPS

　　如果真的太難達成，請參考 3-4 P.124 的技巧放鬆腳踝，讓動作更容易。此訓練可以做 12 點鐘、6 點鐘、3 點鐘、9 點各 3 下，順時針、逆時針繞圓各 2 次為一組，每天做 2 組。

腳踝：腳踝本體訓練 2

　　剛剛是單腳踏在平衡板上、單腳踩地，而另外一種訓練「腳踝本體感覺」的方式則是雙腳直接站在平衡板上，這個動作對沒做過的人來說十分不容易，有時訓練完反而讓下肢變得更加緊繃，因此我們可以循序漸進地增加難度，如果難以維持平衡，或是整個腳板會過度用力，則回到訓練的前一階段即可。

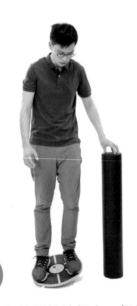

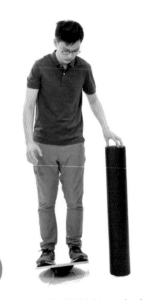

STEP 1

將平衡板放置於地板上，如果是瓷磚地板，可以在平衡板下方墊瑜伽墊避免滑動。將右腳踏在平衡板上的右側壓到底，另一腳則踏在左側，完全站上平衡板後維持身體平衡，過程中手扶桌子或瑜伽柱不要放開，持續呼吸不要憋氣，嘗試維持平衡一分鐘。

STEP 2

接著嘗試讓平衡板前後、左右移動，就像是「腳踝時鐘」的雙腳版本：將腳板往前 12 點鐘方向、6 點鐘方向、3 點鐘和 9 點鐘方向壓。此時要注意膝蓋維持微彎，不過度伸直，同時也維持在腳踝的正上方。

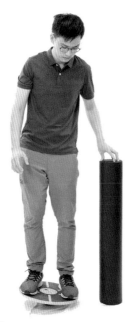

STEP
3

四個方向都做過一輪後，可以嘗試將這些點連起來繞圈，動作過程盡量放慢，保持流暢感。此訓練可以做 12 點鐘、6 點鐘、3 點鐘、9 點各 3 下，順時針、逆時針繞圓各 2 次為一組，每天做 2 組。

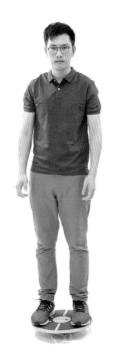

STEP
4

持續呼吸不憋氣，嘗試維持平衡一分鐘。過程中如果下肢持續出力無法放鬆，或是難以維持平衡，可以先用一根或二根手指頭輕扶桌子或瑜伽柱輔助。

腳踝：腳踝本體訓練 3

　　在本體感覺訓練2中，我們嘗試了雙腳站在平衡板上，而在訓練3中，可以更進一步嘗試單腳訓練，但請記住：安全最重要。不需進行到單腳平衡板訓練才能改善疼痛，只要比原本狀態進步就會有幫助。從中找到最適合自己的難度和方式才是最重要的。

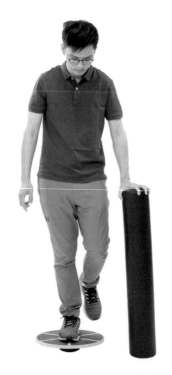

STEP 1　將平衡板放置於地板上，如果是瓷磚地板，可以在平衡板下方墊瑜伽墊避免滑動。將訓練腳踏在平衡板上的正中間，手扶桌子或瑜伽柱，確保有穩定的扶手後，另一隻腳離開地面，變成單腳站在平衡板上。過程中手不要放開，持續呼吸不要憋氣，嘗試維持平衡一分鐘。訓練幾天後，如果覺得比較習慣，輕扶桌子即可維持平衡，則可進入步驟二。

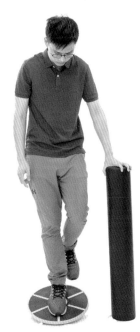

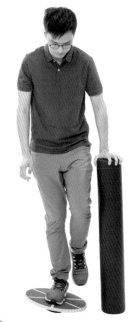

STEP
2

嘗試讓平衡板前後、左右擺動。
將腳板往前 12 點鐘方向、6 點
鐘方向、3 點鐘和 9 點鐘方向壓。
注意膝蓋維持微彎，不過度伸
直，同時也維持在腳踝正上方。

STEP
3

四個方向都做過一輪後，就可以
嘗試將這些點連起來繞圈，動作
過程盡量放慢，保持流暢感。此
訓練可以做 12 點鐘、6 點鐘、3
點鐘、9 點各 3 下，順時針、逆
時針繞圓各 2 次為一組，每天做
2 組。

3-6 每次跑步膝蓋外側都會痛，該怎麼辦？

「老師，我每次跑步只要超過三公里，膝蓋外側就開始怪怪的，越跑越痛，甚至痛到跑不下去，跑完回家隔天更是痛到不行，上下樓梯都要命，是不是以後都不能跑步了？」這些問題總是在診間不斷出現，尤其在馬拉松前後，這樣的病患會特別多，這就是醫療界裡常說的「髂脛束症候群」。

關於髂脛束症候群，大家或許時有所聞，可說是跑者和單車族群的噩夢。根據2010年的文獻[11]，大約有12%跑者有髂脛束症候群；在單車族群則大約占15%。換句話說，相當於每7個人就有1個人會遭受髂脛束症候群的困擾。若以2019年單場臺北馬拉松來說，全程馬拉松有近八千人，半程馬拉松有兩萬人參加，代表其中大約有三千五百人罹患髂脛束症候群，比一所高中的人數還多。它所造成的膝蓋外側疼痛有可能會讓跑者們被迫降低速度、減少跑量，甚至是棄賽都有可能。

膝蓋外側痛的始作俑者髂脛束，其實是筋膜組織！

「髂脛束症候群」的疼痛位置主要發生在膝蓋外側，症狀多於

運動的過程中突然發生，而且會逐漸惡化。髂脛束症候群屬於過度使用的類型，常見於跑者、單車族群、籃球選手、足球選手、登山者等。究竟「髂脛束」是什麼？它的位置在大腿外側，相當於褲子外側縫線的位置。本質上來說，髂脛束其實並不是肌肉，而是增厚的筋膜組織，比起肌肉，更像是韌帶。因此，髂脛束症候群也並非單純的肌肉拉傷或肌肉受損那麼簡單。

　　髂脛束往上連結到闊筋膜張肌，並藉由闊筋膜張肌向上連結到骨盆外側（髂嵴，Iliac Crest）和髂前上棘（腰部前方凸起的骨頭），往後連到臀大肌，並由下臀神經支配，往下則沿著大腿外側下接到小腿外側的突起「脛骨小隆凸」（Gerdy's Tubercle）。

　　它是非常表層的肌肉，試著摸看看大腿外側，會找到條狀且充滿韌性的區塊，這就是髂脛束。因為闊筋膜張肌和髂脛束的特殊結構，讓它能在髖關節伸直時協助大腿外轉，髖關節屈曲時協助內轉。闊筋膜張肌與髂脛束，同時連結了骨盆和膝蓋，因此在走路、跑步、跳躍或只是單純站立時，都可以協助骨盆和膝蓋的穩定。

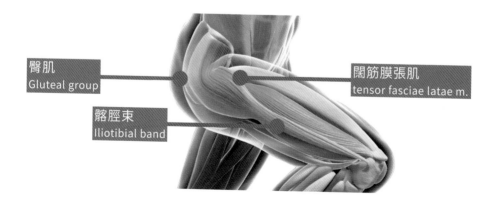

臀肌
Gluteal group

闊筋膜張肌
tensor fasciae latae m.

髂脛束
Iliotibial band

▌髂脛束症候群到底是如何產生的？

首先，先聊聊為什麼需要討論髂脛束症候群是如何產生的。或許會有人懷疑，為什麼要討論這麼多，不管病因如何，直接治療不是更快嗎？其實不是的，治療的方法和效果始終圍繞於病因。例如，如果疼痛的原因來自於發炎，那麼給予抗發炎藥物或冰敷就會有很好的療效，但若是疼痛本身並非來自發炎，那麼剛剛所做的行為反而是無效治療。如果疼痛來自於肌肉過度緊繃，給予肌肉鬆弛劑和放鬆會有很好的效果，但若病因並非肌肉緊繃而是肌肉無力，同樣的治療不僅可能沒有效果，甚至會導致症狀加劇。

而髂脛束疼痛的原因，最早是由詹姆斯‧瑞內（James W. Renne）醫師於1975年提出，他認為髂脛束在膝蓋彎曲和伸直的過程中，會前後摩擦膝蓋外側骨頭（股骨）導致髂脛束、骨膜和中間的滑囊發炎，進而產生疼痛，這也是目前大部分人認為的髂脛束症候群原因，因此也稱為「髂脛束摩擦症候群」（Iliotibial Band Friction Syndrome, ITBS/ITBFS）。

但這樣的說法，很早就被質疑，包含髂脛束真的會因為膝蓋的活動而移動嗎？真的如同Renne所說是前後移動嗎？甚至連膝蓋周遭發炎的說法都備受挑戰。約翰‧費爾克拉夫（John A. Fairclough）醫師認為，髂脛束只是膝蓋外側的筋膜增厚區，並藉由肌間隔膜（Intermuscular Septum）牢牢地固定在大腿股（Femur）的粗線（Linea Aspera）上，因此不太可能會前後移動，更不會產生所謂的「摩擦」。他們反而認為會有髂脛束前後移動的錯覺，是來自於運動過程中髂脛束反覆擠壓所造成的。當每次在收緊外側的筋膜時，就會對髂脛束深層的結締組織重複「壓縮與擠壓」。

莎娜・哈里里（Sanaz Hariri）醫師則發現髂脛束其實沒有發炎，在核磁共振的協助下，許多學者發現出現髂脛束症候群的病患，其實髂脛束本身和周遭並沒有發炎或增生，部分研究也顯示該區域其實沒有滑囊。有趣的是，雖然髂脛束本身沒有問題，但髂脛束下方的軟組織卻發生了病變，包含骨水腫（Osseous Edema）和軟骨下侵蝕（Subchondral Osseous Erosion）。

　　髂脛束摩擦症候群並不存在，取而代之的是「髂脛束夾擊症候群」（Iliotibial Band Impingement Syndrome），髂脛束在運動時反覆擠壓、壓縮，導致髂脛束下方的骨頭和軟組織受到刺激，進而產生疼痛不適。

膝蓋核磁共振

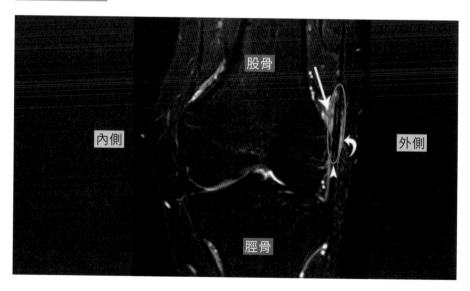

髂脛束在運動時反覆擠壓、壓縮，導致髂脛束下方的骨頭和軟組織受到刺激，進而產生疼痛不適。

為什麼會有這樣的狀況發生？什麼樣的人更容易有髂脛束症候群呢？綜合研究發現主要有二大因素導致：

●內在因子

內在因子指的是疼痛者本身的問題，其中包含：髖關節的臀大肌、臀中肌外展與內收無力、長短腳、膝內翻／O型腿、扁平足／足部旋前、筋膜受限等。另外，動態分析發現，在走路或跑步時，正準備跨下一步，腳跟著地時（Foot-Strike Phase）太大的髖關節內收、膝蓋內轉、過多的足跟外翻，都會讓髂脛束症候群更容易發生。

●外在因子

外在因子主要是指環境的問題或是訓練上的排程等非身體相關因素，其中包括每週跑超過63.4公里（40英哩）、過早加入速度訓練、太快增加跑步距離、跑步姿勢、鞋子種類、長期沒有替換鞋子、下坡跑步過多、跑步區域單一（持續跑同一個操場）等，都會影響髂脛束症候群的發生。

▍拯救大腿外側髂脛束，放鬆與訓練缺一不可

髂脛束症候群該如何矯正呢？由於髂脛束夾擠症候群的原因，來自於緊繃無力的髖外展肌群與內收肌群，若想重新喚醒這二大肌群，需要兩件事：「放鬆」與「訓練」。單純放鬆，會使髖外展肌和內收肌群依然無力，再次跑步或運動依然會給髂脛束過多的壓力；

但若直接訓練，未放鬆的髂脛束下方，軟組織和骨頭依然還有許多壓力，可能在運動的過程中產生疼痛，會讓訓練變得沒有效率，因此放鬆與訓練缺一不可。

許多人都會用滾筒按壓大腿外側的髂脛束，儘管會產生疼痛感，然而這可能只是徒勞。髂脛束本身是十分緻密強韌的結締組織，並非肌肉。2008年的研究[12]發現，如果要讓髂脛束產生1%的變化，至少需要9000牛頓（900公斤／2000磅）的力量才能做到。因此，想要用滾筒在30分鐘內讓髂脛束放鬆似乎不太可能。2018年的文獻[13]也提到，對髂脛束進行滾筒放鬆或拉筋，其實不會影響髂脛束的彈性和軟硬程度，反而會略為增加髖關節的活動度。

這是否代表放鬆毫無作用呢？對於髂脛束本身而言，是這樣沒錯。不過另一篇文獻[14]發現，經過3分鐘的滾筒放鬆後，雖然對髂脛束本身沒有影響（髂脛束並沒有變軟），卻能明顯降低疼痛。

髂脛束的放鬆和拉筋效用

儘管對於髂脛束放鬆與否還有許多爭議，但以下是目前學界的共識。髂脛束的滾筒按摩和拉筋：

1. 無法讓髂脛束變得柔軟有彈性。
2. 可以增加髖關節活動度。
3. 可以降低髂脛束症候群的疼痛。

我們依然可以放鬆髂脛束，但不是以放鬆時的疼痛是否有減緩當作標準，而是以「放鬆時間」作為標準。針對不舒服的部位執行約3分鐘的放鬆即可，同時也可以放鬆膝蓋周圍的肌肉，讓髂脛束附近的壓力下降，像是大腿前側的股四頭肌（3-3 p.114）、後側的腿後肌群（3-3 p.115）和內側的內收肌。前二者在之前的章節皆有說明，接著要示範的是髂脛束與內收肌群的放鬆。

髂脛束放鬆

 側躺，將滾筒放在大腿外側中間的部位，一手扶住地板維持平衡。

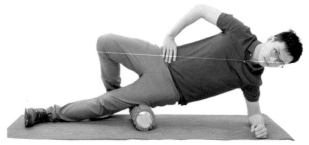

 一開始可能會十分不舒服，可以藉由另一隻腳與雙手控制力道和方向，找到可以忍受的範圍。習慣後，慢慢滾動滾筒，找到其他不舒服的區域，一次放鬆約 30 秒至 1 分鐘。最多進行 3 次。

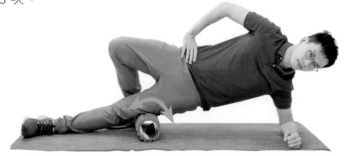

髂脛束伸展

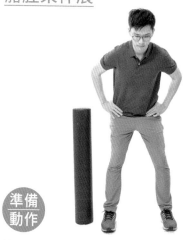

準備動作

找到一面牆或柱子，將欲放鬆腳以側面面向牆壁，膝蓋微彎，雙腳打開略比肩寬。

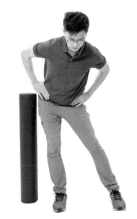

伸展動作

雙手叉腰，將屁股靠向牆壁或柱子，過程中骨盆不旋轉，動作放慢，靠牆後停留約 30 秒，再回到準備動作，做 3 次。

內收肌伸展

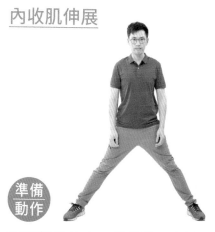

準備動作

兩腳朝前站立，將腳往兩側盡量打開。

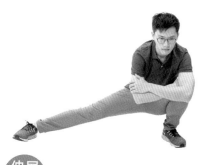

伸展動作

接下來，重心放在其中一腳，慢慢蹲下，過程中維持呼吸不憋氣，停留約 30 秒至 1 分鐘。

內收肌按摩

趴在瑜伽墊上,將欲放鬆的腳往外打開,大腿與小腿呈 90 度,將滾筒置於大腿下方,過程中可以用手維持平衡。

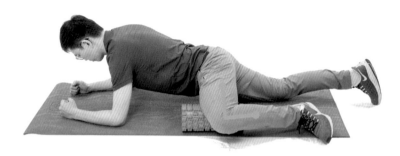

左右慢慢滾動滾筒,找到比較緊繃或疼痛的區域,維持呼吸不憋氣,停留約 30 秒至 1 分鐘。如果是特別緊繃的地方,可以持續按壓直到緊繃的肌肉,出現像奶油融化放鬆的感覺為止。接著換腳重複一次。

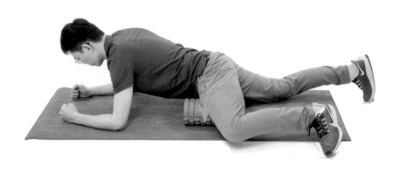

強化臀肌，登階運動讓髂脛束不再作怪

髂脛束症候群常見於跑者與自行車騎手，而在眾多訓練之中，可以有效訓練臀肌（髖外展肌群），又與跑者、騎手運動動作模式類似的就屬「登階」了。登階系列運動從簡單到難分別為：登階、橫向下階、往前下階。

難度 1 ★☆☆──登階

利用樓梯、槓片、階梯踏板等，製造高低差。雙腳腳尖輕觸階梯，身體維持直立，雙手垂放在骨盆外側凸出的骨頭上。接下來，將一腳放在階梯上。

臀部出力，慢慢將身體往上帶直到雙腳站在階梯上，再慢慢地將腳往後放下回到原位。過程中須注意：①動作放慢②身體維持直立③骨盆不歪斜，身體往上而非往前。一組 8~10 下，總共做 3 組。如果覺得太簡單，可以手拿啞鈴增加負重，或是增加階梯的高度。

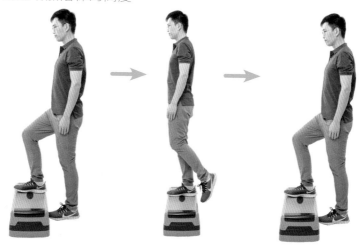

難度 2 ★★☆──橫向下階

 準備動作 身體側面面向階梯，一腳在階梯上，另一腳懸空。身體維持直立，雙手放在骨盆外側凸出的骨頭（髂前上棘）。

 訓練動作 維持身體直立、骨盆不歪斜，慢慢地讓懸空腳輕點地板，過程中盡量放慢，維持呼吸不憋氣，承重腳膝蓋朝前不內扣，再慢慢回到原位。一組 8~10 下，總共做 3 組。如果覺得太簡單，可以手拿啞鈴增加負重，或是增加階梯的高度。

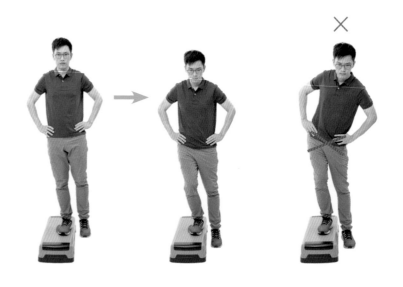

難度 3 ★★★ —— 往前下階

準備動作　雙腳併攏，維持身體直立、骨盆不歪斜，輕鬆站在階梯上。

訓練動作　其中一腳慢慢地往前輕點地板，過程中盡量放慢，維持呼吸不憋氣，再慢慢回到原位，保持膝蓋朝前不內扣。一組 8~10 下，總共做 3 組。如果覺得太簡單，可以手拿啞鈴增加負重，或是增加階梯的高度。

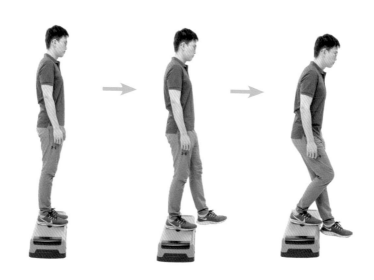

3-7 久坐不運動，鵝足肌腱炎讓你上下樓都累

最近這幾年，開始出現許多的「假日運動員」，什麼是假日運動呢？主要是因為運動意識抬頭，許多人慢慢開始意識到「運動」對於身體的重要性。然而，一般上班族不像運動員一樣，長時間馳騁於運動場上，平日上班工作壓力大，下班後早已身心俱疲，就只能集中在假日好好運動個夠。但「平日久坐＋假日激烈運動」這樣的運動型態，容易導致另一種膝蓋問題：「鵝足肌腱炎」。

鵝足肌腱炎和之前提到的髕骨外翻、髕股關節疼痛症候群和髂脛束症候群相比，似乎沒有這麼廣為人知。因此，當疼痛發生、或疼痛並沒有符合典型狀況時，較容易被忽略或誤判，因而導致疼痛一拖再拖。

鵝足肌腱炎並沒有想像中的少見，研究發現，所有膝蓋疼痛的患者中，大約有三分之一的人有鵝足肌腱炎，常見於從事運動的人，包括跑步、游泳等；此外，50-80歲之間患有退化性關節炎的病患中，有75%的人也患有鵝足肌腱炎，若有第二型糖尿病，也更有可能罹患。

得到鵝足肌腱炎的高危險群是？

　　鵝足肌腱炎顧名思義，就是鵝足肌腱發炎了，因此疼痛若是在鵝足肌腱的範圍中發生，都有可能是鵝足肌腱炎！它的實際範圍如下圖：

`膝蓋內側`

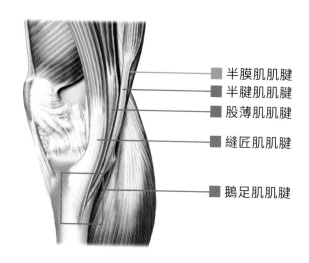

半膜肌肌腱
半腱肌肌腱
股薄肌肌腱

縫匠肌肌腱

鵝足肌肌腱

　　鵝足肌腱其實並非指單一條肌腱，而是由三條肌肉末端所匯集的組織團體名稱，是由大腿後側的半腱肌（Semitendinosus）、大腿內側的股薄肌（Gracilis）和前側縫匠肌（Sartorius）所組成的聯合肌腱構造。這三條肌肉順著膝蓋後方內側走，並往前、往下匯集成一束像是鵝掌般的肌腱，最後連結到膝蓋下方與小腿前方偏內側處。中間經過的範圍都有可能是鵝足肌腱炎疼痛腫脹的位置，包括：膝蓋後側上方、膝蓋內側、膝蓋下方偏內側，若嚴重一點則可能延伸到膝蓋前方和小腿下方。

　　這樣的疼痛在膝蓋彎曲伸直、上下樓梯、坐下站起、穿脫鞋時

子都有可能會更嚴重。經研究發現，下列這些族群更容易發生鵝足肌腱炎：

- 假日運動員：平日久坐 + 假日運動。
- 膝部退化性關節炎患者，有超過 75% 的人合併有鵝足肌腱炎。
- 體重過重者，特別是中年以上的婦女。
- 局部肌腱過緊，需久坐、盤坐、久蹲的工作族群。
- 第二型糖尿病患者，其中約 24% 至 34% 伴隨膝蓋疼痛症狀的人與鵝足肌腱炎有關。
- 膝蓋外翻膝（X 型腿）、膝部內側副韌帶（Medial Collateral Ligament，MCL）不穩與扁平足。
- 膝部內側腫瘤（骨軟骨瘤 Exostosis）。
- 跑步、游泳與籃球愛好者。

鵝足肌腱炎自我檢測

膝蓋內側疼痛不一定是鵝足肌腱炎，還有可能是髕骨股骨症候群、脛骨壓力性骨折、內側半月板病變、腰椎第3、4節的神經病變等，如果懷疑有鵝足肌腱炎，該如何確認呢？最簡單直覺的測試有三種：壓痛點測試、膕旁肌長度測試、阻力測試。

壓痛點測試

鵝足肌腱炎屬於局部的肌腱發炎，因此照理說順著肌腱的走向按壓，應該會有某個點壓起來較為疼痛不適。

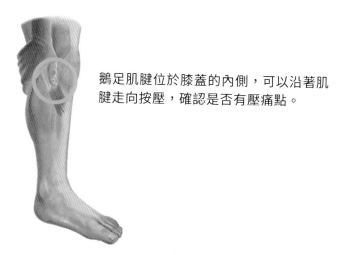

鵝足肌腱位於膝蓋的內側，可以沿著肌腱走向按壓，確認是否有壓痛點。

膕旁肌長度測試

　　膕旁肌也就是我們常聽到的大腿後側肌群，而鵝足肌腱中，大腿後側的半腱肌與大腿內側的股薄肌都有屈曲膝蓋的功用。藉由這個測試，可以確認鵝足肌腱的彈性是否健康。膕旁肌長度測試通常會以90-90度直膝抬腿測試進行，實際步驟如下：

STEP 1　躺在瑜伽墊或是較硬的床上，雙腳髖關節和膝蓋彎曲約呈90度，可將雙手抱在大腿後側固定，也可平放於身體兩側或輕放於腹部。

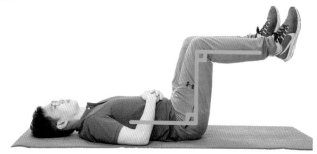

STEP 2 盡可能將測試腳的膝蓋伸直，過程中膝蓋位置固定不動，並測量小腿與大腿（地面垂直線）的角度，如果大於 20 度，則代表鵝足肌腱是緊繃沒有彈性的。

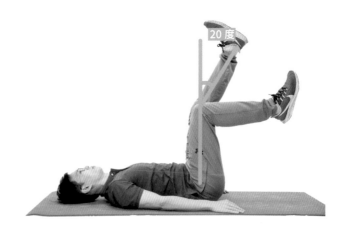

阻力測試

對於運動相關的鵝足肌腱炎，可以透過內旋和膝蓋屈曲的阻力測試來重現症狀。這個動作測試通常會由物理治療師或醫師進行，用來確認鵝掌肌的狀態，比較難自己進行。

其他「髖關節內旋」和「膝蓋屈曲」的簡單測試：

1. 髖關節內旋：輕鬆坐在椅子上，將測試腳的腳踝靠著椅腳內緣往外頂，看看過程中是否會引發膝蓋不適。

2. 膝蓋屈曲：一樣輕鬆坐在椅子上，將測試腳的腳跟靠著椅腳前緣往後頂，看看過程中是否會引發膝蓋不適。

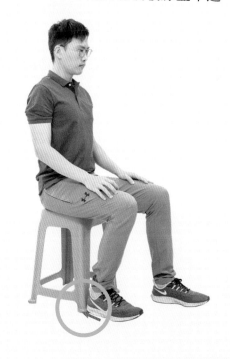

雖然以上這些簡單測試不像專業人員進行的一樣精確，但如果在過程中有不舒服的感覺，就有可能是鵝掌肌腱發炎囉！在醫院檢查中，藉由超音波檢查和核磁共振（MRI）可以有效幫助檢測是否有軟組織發炎（鵝足肌腱炎），而一般常見的X光檢查，主要是確認骨頭是否健康與骨頭的排列是否有明顯問題，對於檢測鵝足肌腱炎沒有那麼必要。

▋大腿不緊繃：鵝足肌腱的放鬆與伸展

雖然說是放鬆鵝足肌腱，但並非直接按壓鵝足肌腱本身，因為鵝足肌腱是「肌腱」而非肌肉，沒辦法藉由按壓減緩壓力。那該怎麼辦呢？前面提到，鵝足肌腱是由半腱肌、股薄肌和縫匠肌所組成的聯合肌腱構造，因此我們可以放鬆鵝足肌腱連結的肌肉，間接改善其壓力。

鵝足肌腱滾筒放鬆

鵝足肌腱的滾筒放鬆，包含大腿內側肌、前側與後側的放鬆，可參考大腿內側（3-6 p.156）、大腿前側（3-5 p.137）。而剩下還沒說明的大腿後側放鬆，可說是對鵝足肌腱炎最重要的部分，詳細步驟如下：

將滾筒置於大腿後側,並使用雙手支撐保持平衡,一次按壓約 30 秒至 1 分鐘。痛感保持在可以忍受的範圍即可。

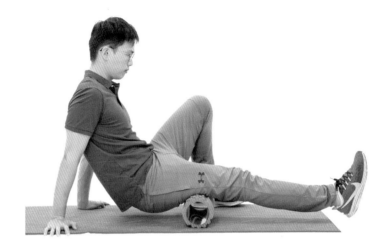

由於半腱肌在大腿後側靠內,因此可以將滾筒的壓力集中在這個部位,像是將大腿往內轉動,或是將另一腳跨在放鬆腳上方,都是不錯的方式。

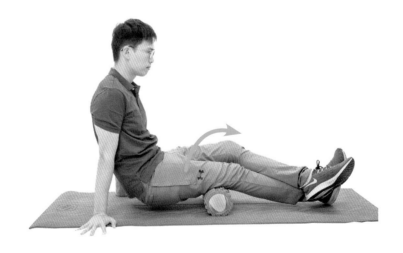

鵝足肌腱拉筋

可參考3-3 p.115腿後肌拉筋的動作，不過可以在拉筋時，左右轉動髖關節，觀察有沒有比較緊繃的部位。如果覺得上述動作放鬆的部位集中在小腿，也可以試試另一種拉筋法：

STEP 1 平躺在瑜伽墊或是較硬的床上，用毛巾或是較硬的彈力帶套住欲放鬆腳的腳底後，雙手抓住兩端，另一腳則彎曲或平放伸直在覺得舒服的位置。

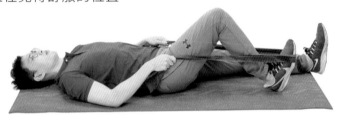

STEP 2 用手臂的力量，慢慢地將腳往上抬，直到覺得緊繃為止，一次停留約 30 秒至 1 分鐘，再慢慢放下。如果覺得拉筋效果不夠，可以在往上拉到最高時勾起腳尖，伸展到更多的後側筋膜；相反的，如果覺得困難，則可以將角度放低，維持在能做到的範圍內即可。總共做 3 次。

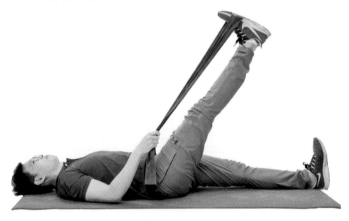

鵝足肌腱訓練

鵝足肌腱訓練與剛剛提到的拉筋動作十分類似，差別僅在於有沒有使用輔具而已。

 STEP 1 平躺在瑜伽墊或是較硬的床上，將訓練腳伸直，另一腳則彎曲或平放伸直在覺得舒服的位置。伸直腳的腳尖略微勾起。

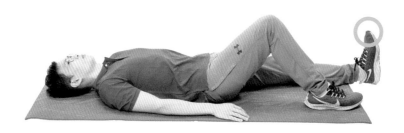

STEP 2 平放腳維持腳尖勾起的狀態，膝蓋伸直，慢慢將腳往上抬。過程中注意腰部不拱起，維持呼吸不憋氣，在抬起或放下時注意動作盡量放慢。

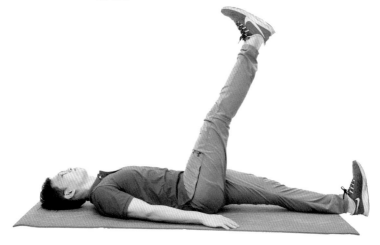

3-8 升級下半身的 關鍵橋梁：膝蓋訓練

　　「運動即是良藥！」（Exercise is Medicine，EIM），我一直都非常喜歡這句話。這個口號最早來自美國醫學會和美國運動醫學會在2007年所發起的運動，目的在鼓勵物理治療師及醫師，將運動訓練融入患者的健康諮詢與慢性病治療計畫中。你曾有過反覆性的膝蓋疼痛、腰痛或是手腕疼痛嗎？自從受過一次傷後，雖然經過一系列治療或休息一段時間，疼痛的程度慢慢降了下來，但疼痛就像背後靈，不時會再次跑出來搗亂。

　　過去的研究發現，運動訓練不僅可以減緩當下的疼痛，同時也能夠有效減少「疼痛的復發機率」。以最常見的下背疼痛來說，研究發現腰痛在經過治療後，雖然已經完全不痛，但一年內的復發機率依然高達84%，二至三年的復發機率則是75%；若是中間有進行正確的運動，一年內的復發機率降低為30%、二至三年的復發機率則降低到35%。是不是十分驚人！適當的運動訓練不僅可以幫助肌肉更加強壯，也能有效減緩疼痛和疼痛復發率。本章一開始有提到，「膝蓋」其實是整條腿的中繼站，而膝蓋發生問題，有可能來自上面的髖關節與骨盆或是下面的腳踝。因此除了膝蓋本身的動作訓練外，不要忘記搭配3-5 p.142的本體感覺訓練、第四章的骨盆髖關節運動訓練與第五章的腳踝運動訓練喔！

▎重點強化：膝蓋的關節訓練

　　理想的膝蓋訓練除了訓練到膝蓋本身外，還應包含整體下肢的訓練，也就是核心、髖關節、腳踝等，而在這個章節中，則會聚焦於膝蓋關節訓練的部分。提醒大家，這些運動訓練並非是要取代物理治療師與醫師給予的建議，僅是希望可以帶來更多的思考與想法，如果有膝蓋疼痛或是其他下肢疼痛的狀況，建議要與物理治療師和醫師討論。

股四頭肌定位收縮 (Quadriceps Setting)

　　適合膝蓋或髖關節開刀後，久臥病床，肌肉較為無力的對象。

 準備動作 可平躺或是坐著，在膝蓋下方放置一個小毛巾捲，將腳尖勾起呈 90 度。

 訓練動作 嘗試收縮大腿肌肉，將膝蓋往下按壓毛巾，維持 5 至 10 秒。重複做 10 至 20 下為一組，每天做 3 至 4 組。

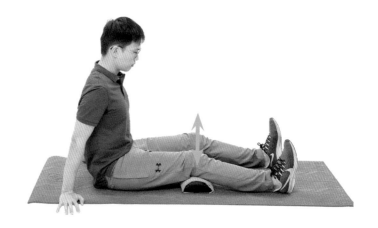

全弧伸直 (Full-Arc Extension)

　　適合平常沒在運動，或是
年紀較大的年長者。

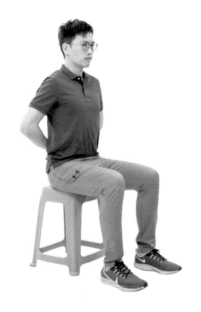

 準備動作

坐在椅子上，讓背部至屁股，呈
90 度，讓屁股靠向椅背，一手
放在腰部後方，另一手可放在椅
子旁。雙腳自然放下，膝蓋彎曲
呈 90 度。

 訓練動作

將訓練腳的膝蓋完全伸直，維持
身體直立，不駝背。膝蓋伸直後
停留 5 至 10 秒，重複做 10 至
20 下為一組，每天做 3 至 4 組。
如果想增加訓練強度可在腳踝上
綁重物，或是使用彈力帶。久坐
少運動的人，大腿後側的腿後肌
總是十分緊繃，因此在伸直的過
程中，只要盡量伸直即可。

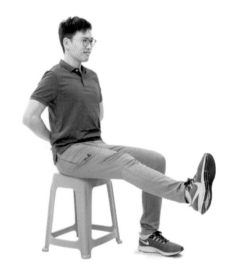

膕旁肌蜷曲 (Hamstring Curls)

適合平常沒在運動，或是
年紀較大的年長者。

二腳併攏輕鬆站著，手扶桌子或
椅背以保持平衡。

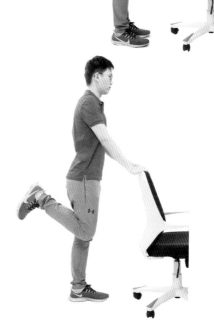

在膝蓋位置不動的情況下彎曲膝
蓋，將腳踝往後抬起，抬到最高
點停留 5 至 10 秒，重複做 10 至
20 下為一組，每天做 3 至 4 組。

TIPS

如果想增加訓練強度，可在腳踝上綁重物或使用彈力帶。
做這個動作時，如果髖關節移動或膝蓋往前就會失去訓練效果，
因此需要特別注意。

椅子深蹲 (Chair Squat)

適合久坐的上班族，或是覺得膝蓋無力的對象。

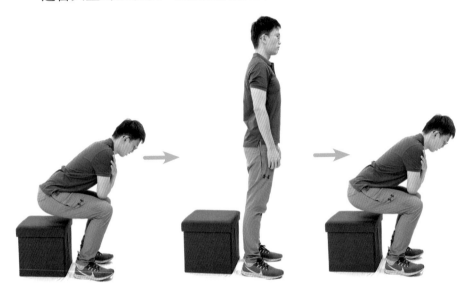

坐在椅子的前三分之一處，身體挺胸，以髖關節為軸心身體向前傾，臀部與大腿出力。屁股慢慢抬起，維持稍微碰到椅子的狀態 10 秒，再緩慢站起。站直後，一樣以挺胸的狀態慢慢往下往後坐，當屁股稍微碰到椅子後停留 5 到 10 秒（不要真的往下坐），重複前述動作。過程中維持呼吸，10 至 20 下為一組，每天做 3 至 4 次。

TIPS

如果覺得強度太高，可以使用較高的椅子或是減少停留秒數、增加休息時間；如果強度太低，則可使用更矮的椅子，或增加負重。

弓箭步 （Lunge）

適合久坐的上班族，或是覺得膝蓋無力的對象。

雙腳與肩同寬，往前跨出一步，維持一腳前一腳後的姿勢，身體直立不往前傾。

後腳膝蓋慢慢往下，與地板維持約 1 公分的距離，停留約 10 秒，再慢慢伸直膝蓋回到準備動作，過程中膝蓋不內扣，維持向前。重複做 10 至 20 下為一組，每天做 3 至 4 組。如果覺得強度太高，可將後腳膝蓋輕微往下。

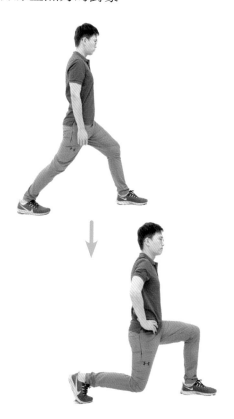

TIPS

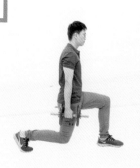

如果覺得強度太低，則可增加負重（手持啞鈴或壺鈴），或是將後腳踩在板凳上。

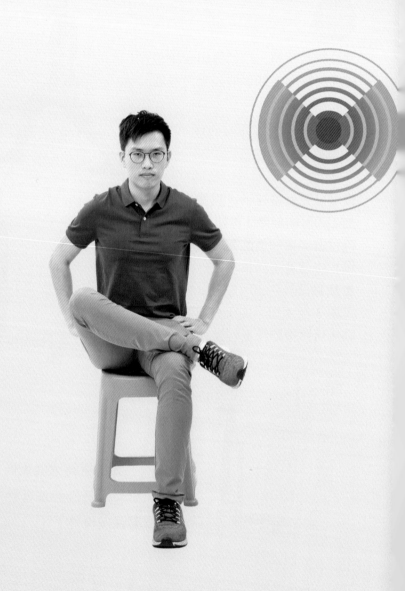

Chapter
4

骨盆到大腿的疼痛地圖

平均每五個人就有四個人會有腰部疼痛的問題，而一切都與骨盆和臀部息息相關。不管是坐姿、站姿，只要稍有不對，都會造成長遠的影響。一起來認識這個神祕三角地帶的構造，並了解該如何放鬆與強化下半身的關鍵肌肉吧！

4-1 腰痠背痛，是髖關節、骨盆與大腿出問題？

　　骨盆和大腿是人體的重點區域，也是臨床上絕對會再三注意的地方。不僅僅是因為髖關節疼痛十分常見，也是因為久坐缺乏運動，會使髖關節影響到其他區域導致疼痛，包含最常見的「腰部疼痛」和「膝蓋疼痛」。

　　在前面的章節中，說明了骨盆與大腿髖關節如何引起膝蓋疼痛，但為什麼它們也會引起腰部疼痛呢？想像骨盆與腰椎的關係，就像是在茶几上放著疊疊樂，茶几是骨盆，而疊疊樂則是脊椎。當茶几越穩固越不容易晃動，疊疊樂就撐得越久；相反的，如果茶几缺了一角常常晃動，疊疊樂就會晃來晃去，甚至垮掉。大家可能都有看過伸展台上的超級名模們，走台步時骨盆搖來搖去的樣子對吧？這樣晃來晃去會讓上面的疊疊樂——脊椎，大幅度晃動，對腰部造成很大的壓力，進而可能導致腰部肌肉緊繃或疼痛。

　　在2008年的文獻[1]，研究者發現當穩定骨盆的肌肉「臀中肌」不正常收縮，就有高機率引發腰部疼痛。這篇文獻也提出一個很有趣的觀點，他們發現腰部肌肉「豎棘肌」的收縮模式不同與腰部疼痛並沒有直接的關聯。相反的，大腿伸直肌肉與臀中肌的延遲收縮更

容易引起腰部疼痛[2,3]。這證實了，出現腰部疼痛不該只觀察腰部，更該確認骨盆與大腿關節的穩定性。

加強骨盆訓練，改善惱人的婦科困擾

當然，骨盆與大腿本身也常有疼痛發生。多篇研究發現[4,5,6,7]大約有30~40%的運動愛好者有髖關節疼痛的問題，而大約有12~15%的年長者（>60歲）有大腿關節痛的問題，包含常見的關節唇或關節滑液囊受傷，抑或是大轉子疼痛症候群等。而統計發現，18歲到50歲之間的女性，大約有15%~20%在骨盆區域有相關不適症狀，其中包含婦科與泌尿科相關症狀，像是頻尿、排尿困難或性交疼痛等。

那麼，物理治療對婦科問題有幫助嗎？儘管婦科問題好像和肌肉、骨頭完全無關，但2013年的文獻[8]卻推翻了這個觀念。研究者讓75位骨盆區域疼痛的病人，接受一個月6次，持續2個月（總共12次）的物理治療，針對骨盆底肌與核心肌群進行放鬆與訓練。令人驚訝的是，不僅病人的骨盆區域疼痛改善，許多婦科、泌尿科問題也一一解決。有71%排尿疼痛的病人獲得明顯緩解，45%性交困難的病人也因此而獲益。

看到這裡，我們知道骨盆與大腿關節影響的範圍遠遠不只局部區域而已，而是有可能往上影響到腰椎、往下影響到膝蓋，造成腰部與膝蓋疼痛，甚至是婦科的問題。如果你也有這些困擾，就一起往下看吧！

4-2 骨盆與大腿的連結：從本質到動作姿勢剖析

　　骨盆是一個十分神祕的區域。它不僅位於軀幹的底端，承接內臟的重量，同時也是身體核心穩定的地基，更與繁衍生命息息相關。當骨盆出現問題時，就有可能引起各式各樣的疼痛與不適。往上會影響腰椎造成腰部疼痛；往下則可能造成髖關節卡住，或是膝蓋內外側疼痛；至於骨盆本身則可能造成尾椎產生異物感或疼痛、周邊區域不適、生殖相關問題等。

　　如果說膝蓋是下肢的中繼站，會受到上方的髖關節與下方的腳踝影響；那麼骨盆就是整個身體的中繼站，往上會受到腰椎動作連動，往下也會受到髖關節影響。而兩者的差別是，膝蓋主要的動作只有彎曲和伸直，骨盆卻有各式各樣的動作：往前、往後、旋轉、左右橫移等，這也是為何骨盆歪斜會如此常見。

　　骨盆前傾、骨盆後傾、骨盆歪斜等名詞，聽起來好像很嚴重，卻又不知道這些術語代表什麼意義，該如何去矯正。其實了解骨盆一點都不難，也不是所有歪斜都得處理。在這一節，我們將從骨架、肌肉到生物力學，由淺入深，揭開骨盆的神祕面紗。

人體的地基：骨盆

　　骨盆區域主要由三大塊骨頭所構成：左邊髂骨、右邊髂骨和後方的薦椎。這三塊骨頭連接的方式就像是將雙手打開圍成一個圓，左手和右手就是左右髂骨、身體則是後方的薦椎，手指互相觸碰的地方就是恥骨聯合。

　　骨盆上方有一個耳朵形狀的結構，這個區域與生產沒有直接的關聯，稱為「假骨盆」，而中間圍起來的空腔區域會在生產時讓嬰兒通過，因此又被稱為「真骨盆」。這三塊骨頭平常不會有太多的動作，活動範圍相當小，但它們細微的動作其實對於骨盆周遭的壓力調節和生育功能有十分重要的影響。

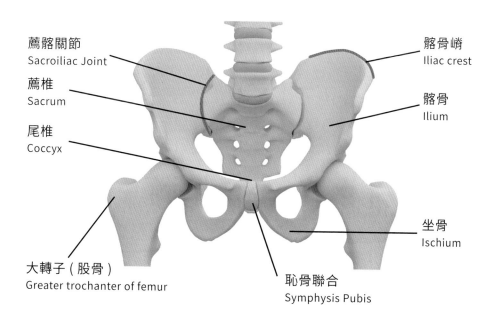

薦髂關節
Sacroiliac Joint

薦椎
Sacrum

尾椎
Coccyx

大轉子（股骨）
Greater trochanter of femur

髂骨嵴
Iliac crest

髂骨
Ilium

坐骨
Ischium

恥骨聯合
Symphysis Pubis

除了這些，骨盆還有哪些重要構造呢？只要透過一些簡單的動作，就能一步步描繪出骨盆的位置和構造。

1. **髂骨嵴（Iliac crest）**：雙手插腰，會摸到兩側有一大塊硬硬的骨頭，這就是髂骨嵴。

2. **薦椎（Sacrum）**：用手掌由屁股中間往正上方摸，會摸到一塊硬骨，這就是薦椎，約略比手掌小一些。此外，如果呈現駝背或彎腰姿勢，繼續往上摸，會摸到一節一節的腰椎。

3. **尾椎（Coccy）**：薦椎的下方在骨頭與肉的交界是尾椎。從圖 p.181 可以發現，尾椎遠比薦椎小得多。

4. **坐骨（Ischium）**：坐在椅子上身體向上拉長，不駝背，將身體像翹翹板一樣左右擺動，就會感覺到屁股兩側各有兩塊硬硬的骨頭，這就是坐骨。

5. **恥骨聯合（Symphysis Pubis）**：採站姿或躺姿後，從肚臍直直往下摸，在生殖器的正上方會摸到硬硬的骨頭，這就是恥骨聯合。

6. **大轉子（股骨 Femur）**：大轉子是大腿骨（股骨）在骨盆區域中較為突起的位置。站著時，將手掌放在褲子兩側的側縫線位置，指尖朝下，掌心靠著側面的髂骨嵴，此時食指或中指會摸到硬硬的骨頭，這就是大轉子。有些人會將大轉子當成骨盆的一部分，不過並非如此。

▎骨盆內動作：屁股歪歪的真相

　　了解骨盆位置和簡單構造後，接著要說明骨盆的動作。為了方便理解，我將骨盆的動作區分為「骨盆內動作」與「骨盆外動作」。

「骨盆內動作」是指骨盆本身所產生的動作，前面提到骨盆是由三塊骨頭：左、右髂骨和薦椎所構成，這三塊骨頭會因為腰椎與髖關節的動作不同而產生連動，進而產生細微的骨盆內部動作。其中，大家比較熟悉的就屬「薦椎的點頭」與「反點頭」。

薦椎的點頭

當往後仰（腰椎伸直）
→薦椎連動點頭

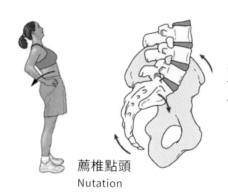

身體往後仰
→腰椎伸直
→骨盆後傾

薦椎點頭
Nutation

反點頭

當往前彎（腰椎屈曲）
→薦椎連動反點頭

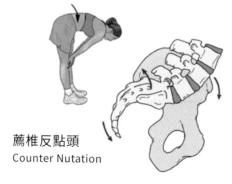

身體往前彎
→腰椎彎曲
→骨盆前傾

薦椎反點頭
Counter Nutation

阿舟物理治療 製圖

屁股後方的薦椎，會隨著彎腰或挺胸、大腿關節外八或內八而產生點頭與反點頭動作。這個動作會影響骨盆的大小，如果覺得自己的屁股偏大或是臀型有點奇怪，可能就與腰部和大腿動作有關。

● 薦椎點頭（Nutation）

薦椎微微往前擺頭，就像頭往前點。點頭的動作會受到二個因素左右：

1. 腰椎：挺胸或是往後仰時（腰椎伸直），薦椎會受到骨間韌帶和薦椎構造的影響，進而往前做出點頭的動作。
2. 髖關節：當大腿髖關節往內轉時（類似內八），也會往上影響薦椎，造成點頭。

薦椎點頭，會帶動連結薦椎的兩邊髂骨產生動作。此時髂骨上方與下方的構造：髂骨嵴與坐骨，就像是翹翹板，前者往內靠近，後者往外打開。

● 薦椎反點頭（Counternutation）

薦椎微微往後擺動，相當於抬頭往上看，與薦椎點頭的動作相反。往前彎腰或是駝背時（腰椎屈曲），薦椎會受到骨間韌帶和薦椎構造的影響，進而做出反點頭的動作。此時兩邊的髂骨嵴會往外打開，而坐骨則會往內互相靠近。

骨盆外動作：假翹臀要找這些肌肉負責

「骨盆外動作」的邏輯是將骨盆視為一個整體，有往前、往

後、旋轉等動作，著重於骨盆的「位置」。常聽到的骨盆前傾、骨盆後傾、骨盆旋轉、骨盆歪斜等，都屬於這個範疇。骨盆內動作與薦椎構造和周圍的關節連動有關，而骨盆外動作則與連結的肌肉有關。

從右圖中，可以看到骨盆的動作由四組肌肉控制：

一、骨盆前側的二組肌肉
① 腹肌：包含腹直肌、腹內斜肌與腹外斜肌。
② 髖屈肌：將大腿抬起的肌肉，包含髂腰肌、股直肌（股四頭肌其中一條）、闊筋膜張肌等。

二、骨盆後側的二組肌肉
③ 腰伸肌：豎脊肌。
④ 髖伸肌：將大腿往後拉的肌肉，包含臀大肌、膕旁肌等。

這四組肌肉就像是繩索，控制骨盆的動作。骨盆前傾與後傾就是肌肉拉扯造成的結果。骨盆是一個類似於碗狀的結構，而骨盆前傾就相當於將碗向前倒；骨盆後傾則是將碗向後倒。如果髖屈肌和

控制骨盆的四組肌肉

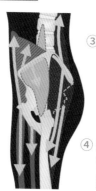
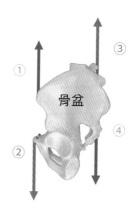

① 腹肌肌群
　腹直肌
　腹斜肌

② 髖屈肌
　闊筋膜張肌
　股直肌
　縫匠肌

③ 腰伸肌
　豎脊肌

④ 髖伸肌
　臀大肌
　膕旁肌

骨盆

① ③
② ④

腰伸肌太緊，緊繃的髖屈肌會將骨盆前側往下拉，而過緊的腰伸肌則會將骨盆後側往上帶，讓骨盆往前轉，形成前傾。

相反的，如果腹肌和髖伸肌這二組肌肉太緊，緊繃的腹部肌群會將骨盆前側往上拉，而過緊的膕旁肌則會將骨盆後側往下帶，讓骨盆往後轉，形成後傾。而關於骨盆前傾與後傾的自我測試與矯正，可以參考4-6 p.240。

骨盆前傾

① 腹肌被拉長

② 髖屈肌將骨盆前傾，往下拉

③ 腰伸肌將骨盆後側往上帶

④ 膕旁肌被拉長

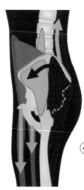
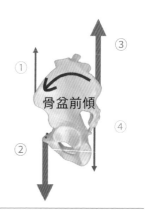

骨盆後傾

① 腹肌將骨盆前側往上拉

② 髖屈肌被拉長

③ 腰伸肌被拉長

④ 膕旁肌將骨盆後側往下帶

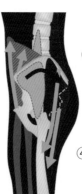
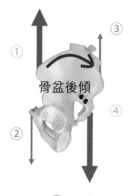

阿舟物理治療 製圖

4-3 骨盆底部肌肉，才是穩定髖關節的關鍵

　　控制深層髖關節穩定的，並非常聽到的股四頭肌、大腿內側的內收肌群等表層肌肉，甚至就連位於屁股的臀大肌、臀中肌也不是。儘管這些肌肉都十分發達且強壯，但它們位於髖關節的表層，比起「深層穩定」來說，主要功能是「產生髖關節的動作」，包括抬腳、蹬腿、深蹲等。

　　真正影響髖關節穩定的肌肉，其實位於骨盆底部與髖關節的深層。撥開大腿的肌肉、穿過臀部的肌肉，在接近關節的深處，就能看到答案——骨盆底部的骨盆底肌與髖關節的五條小肌肉：閉孔內肌、閉孔外肌、孖上肌、孖下肌和股方肌。而骨盆底肌與髖關節的閉孔內肌這二大肌群，也有筋膜上的相連。在這一節中，會先說明骨盆底肌對骨盆與髖關節的影響。

▍骨盆底肌屬於深層核心，不讓內臟走位！

　　骨盆底肌雖然有個「肌」，但並不是肌肉的名稱，而是由許多肌肉所組成的肌群統稱。網路上雖然能找到許多訓練骨盆底肌的方法，但骨盆底肌真的需要訓練嗎？是不是只有女性才需要這些訓

練？接下來，將會用解剖和生物力學的方式來說明「你不一定知道的骨盆底肌」。

骨盆底肌在哪裡？

　　骨盆底肌位於整個骨盆的最底層，與前側的恥骨聯合、左右兩側的坐骨和後側的尾椎及薦椎相連。只要找到連結骨盆底肌的四個點，就能輕鬆找到骨盆底肌。

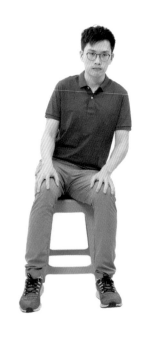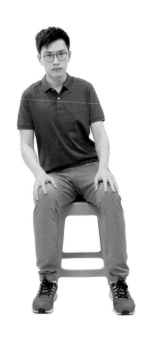

STEP
1

首先，坐在一張不會滑動的椅子上，想像身體向上拉長，左右搖晃身體，會感覺到屁股底下有二個硬硬的骨頭，這就是兩側「坐骨」。

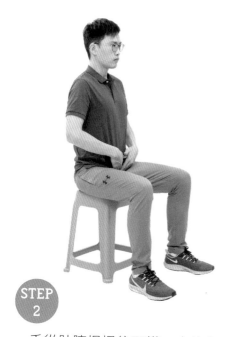

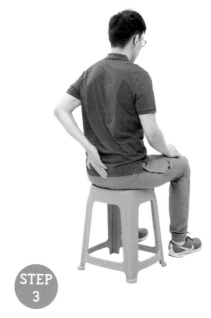

STEP 2

一手從肚臍慢慢往下摸，大約在與肚臍距離一個手掌左右的位置，會按到生殖器上方一塊硬硬的骨頭，這就是骨盆底肌前側的「恥骨聯合」。

STEP 3

最後，沿著背後的脊椎往下摸，在接近肛門的位置能找到末端一塊小小的骨頭，這就是「尾椎」。

　　連結剛剛摸到的四個點，會畫出一塊橫跨生殖器與肛門的區域，即是骨盆底肌。簡單來說，就是坐在椅子上時身體接觸到椅子的範圍。而骨盆底肌其實是一群肌肉的統稱，總共包括二大肌群：提肛肌與尾骨肌。碗狀的骨盆底肌就像牆壁一樣，上面有二道門，讓消化道（直腸）與生殖器從中通過。

　　一、提肛肌（Levator Ani）包含三層肌肉，組合成 U 形肌肉，將消化道與生殖器層層包圍。

1. 外：髂骨尾骨肌（Iliococcygeus）
2. 中：恥骨尾骨肌（Pubococcygeus）
3. 內：恥骨直腸肌（Puborectalis Muscle）

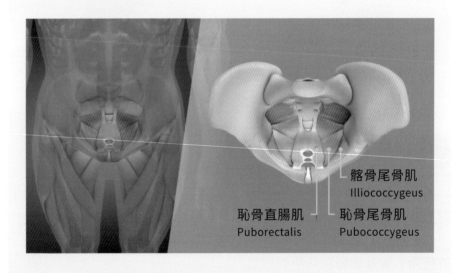

　　二、尾骨肌（Coccygeus）往後連到薦椎與尾椎。

● 骨盆底肌到底有多重要？

從解剖的角度來看，會發現骨盆底肌像是軀幹的地基，屬於深層核心的一部分，是軀幹穩定的關鍵之一。同時，它也是在底部支撐的重要組織，讓內臟穩穩地固定在骨盆底肌上，不會隨著走路或跑步就讓內臟移位或是產生震盪。此外，還與骨盆、髖關節的穩定有關，倘若它不夠強壯或是失能，不僅有可能會造成核心無力、腰部與髖關節疼痛，甚至也可能會有尿失禁或是排尿問題發生。

長期駝背或久坐，讓骨盆底肌沒彈性！

在骨盆底肌的四個連結點中，「尾椎」這個點，獨立於骨盆之外，會隨著脊椎的活動而變動，不管是「彎腰駝背」和「挺胸」都會有影響。

「尾椎」、「薦椎」和脊椎其他區域有很大的不同，沒辦法主動做出動作，而是會隨著其他脊椎的動作做出相對應的動作，也就是在4-2 p.184中解釋過的脊椎與薦椎的連動：「點頭」與「反點頭」。

這又與骨盆底肌有什麼關係呢？尾椎會隨著脊椎的活動而產生動作，如果整天都彎腰駝背或久坐，薦椎和尾椎就會長期處在「反點頭」的姿勢，久而久之，骨盆底肌也會跟一般肌肉一樣，變得緊繃缺乏彈性。如果過去曾經受過傷，像是跌倒屁股著地，也會讓這條肌肉變得更加緊繃。因此，對於曾經跌倒或是長期久坐的人來說，過度訓練緊繃的骨盆底肌並不是最佳選擇。

既然骨盆底肌是一種肌肉，要讓一條緊繃或無力的肌肉，變得有力且具彈性，該怎麼做呢？一般而言，會先按摩和輕微拉筋，接著做一些輕重量的暖身訓練，再進入主訓練，最後則是拉筋和放鬆。藉由這樣一系列的流程，就能確保有確實訓練到肌肉，同時避免緊繃。「放鬆」和「訓練」這兩個環節，不可偏廢。骨盆底肌也是如此，先按壓骨盆底肌放鬆，確認是否有某些特別緊繃的點。接著進行收縮，再搭配不同的姿勢和動作訓練骨盆底肌，最後再輕輕按壓，進行訓練後的放鬆。

▋用雙手簡單舒緩骨盆底肌，降低緊繃感

「你過去是否曾經跌倒屁股著地，或是出過車禍？」我在診間一定會問這個問題。因為當屁股著地時，尾椎會直接衝擊到地面，造成排列歪斜；同時，受到直接撞擊的骨盆底肌會因為受傷而變得緊繃沒有彈性，這兩個因素會大幅影響骨盆的穩定。而如果是女性，也會對生育功能造成影響。

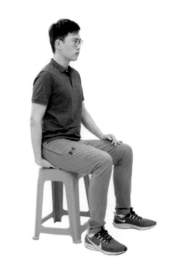

聽起來好像很嚴重，那該怎麼辦呢？尾椎的排列需要由專業的物理治療師與醫師來處理，不過緊繃失去彈性的骨盆底肌，則可以藉由按摩放鬆和訓練改善。（如果症狀嚴重，依然建議尋求專業的物理治療師與醫師協助。）

還記得前面介紹過骨盆底肌的位置，可以找到四個連結點，沿著這四點包圍起來的範圍按壓。若按壓骨盆底肌時，有緊繃或是刺痛感，可以在周圍放輕力道按壓。如果沒有感覺也沒關係，一樣每個點輕輕按壓大約30秒至1分鐘即可。

骨盆底肌訓練不只是孕婦的夥伴：凱格爾運動（Kegel Exercises）

多數人應該沒有收縮骨盆底肌的經驗，因此接下來的訓練需要非常專注，認真感受骨盆底肌的收縮，才能建立正確感覺。最著名的骨盆底肌訓練是「凱格爾運動」，由1940年代的美國婦科醫師阿諾・凱格爾（Arnold H. Kegel）開發，可以有效訓練骨盆底肌，重新建立骨盆的穩定能力。凱格爾運動的步驟如下：

STEP 1　平躺在瑜伽墊上或是坐在椅子上，身體不駝背、自然放鬆。

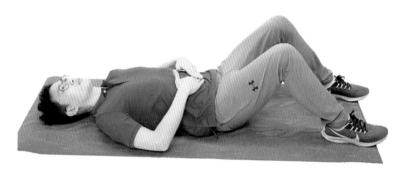

STEP 2

把連結骨盆底肌的四個點（兩側坐骨、後方尾椎、前方恥骨聯合），想像成一塊布的四個角，接下來想像捏葡萄的感覺，將這塊布慢慢往上拉提，要注意不是憋尿或縮肛，這會將抹布整個揉在一起。過程中要注意大腿的前側、後側、內側肌肉、臀部或腹部都不應該出力，可以將一手放置於腹部，確保腹部沒有收縮。

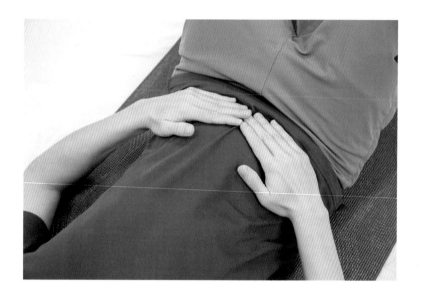

 STEP 3

維持呼吸不憋氣，每次骨盆底肌收縮約 2 至 3 個呼吸，放鬆 3 至 5 秒後繼續，重複 10 次這樣的循環。結束後，觀察看看是否有無任何不舒服或緊繃感，如果覺得緊繃，則降低次數與時間，每天可以練習 30 至 40 次。

　　動作熟練後，可以嘗試慢慢將收縮和放鬆的時間拉長，以 10 次呼吸為目標；同時也能練習「快速輕彈（Quick Flicks）」：每次收縮和放鬆各 1 至 2 秒，試著讓骨盆底肌的訓練變得更加多樣。

挑戰骨盆底肌訓練進階三變化

　　習慣收縮的感覺後，可以加入不同的髖關節動作挑戰骨盆底肌，讓骨盆底肌在不同的姿勢下都可以維持良好的穩定。在進入進階訓練前，要注意已經確保熟悉收縮的感覺，能在身體放鬆不憋氣的狀態下，維持收縮10秒以上，再開始嘗試比較好喔！依照姿勢和難度，進階版的骨盆底肌訓練可以分為以下三種：

進階變化 1：坐姿前傾

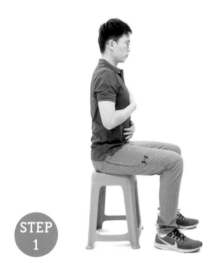

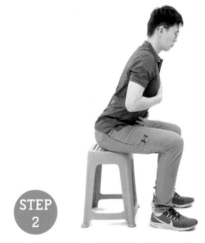

輕鬆坐著不駝背。啟動骨盆底肌，一手放在胸口，一手放在腹部。

STEP 2

維持呼吸穩定，以髖關節作為轉動的軸心，身體維持一直線，慢慢往前傾，幅度大約 30 至 45 度即可。

STEP 3

前傾到底後停留 1 至 2 個呼吸，再慢慢回到原位。這樣的循環執行 10 次，每天做 2 到 3 回。過程中，觀察雙手的距離是否維持不變，如果距離變近，就代表你可能不自覺駝背了。放在腹部的手，也可以觀察身體肌肉有沒有不自覺收縮。

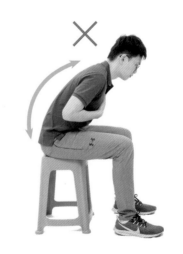

進階變化 2：跪姿訓練

STEP 1

將瑜伽球靠在牆面上，背對牆壁，採四足跪姿將屁股靠在瑜伽球上，過程中如果膝蓋不舒服，可以在下方墊一個枕頭。

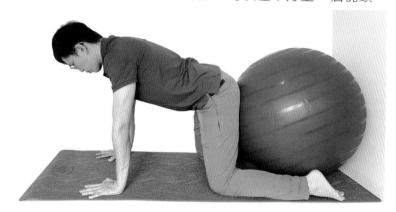

STEP 2

啟動骨盆底肌，維持身體直立不垮掉或駝背。慢慢地將屁股往後壓向瑜伽球，維持呼吸和骨盆底肌收縮，停留 2 至 3 個呼吸，再慢慢回到原位。重複 10 次為一組，每天做 2 到 3 組。

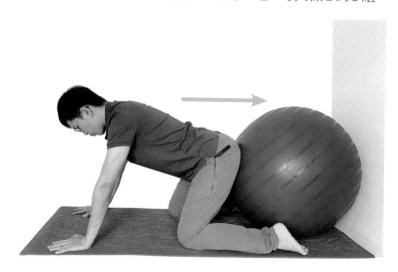

進階變化 3：90-90

STEP 1 找到一面牆，平躺在瑜伽墊上，髖關節與膝關節各呈 90 度，將雙腳放置於牆上。膝蓋之間可輕輕夾著枕頭或是球，雙手置於胸部與腹部上方。

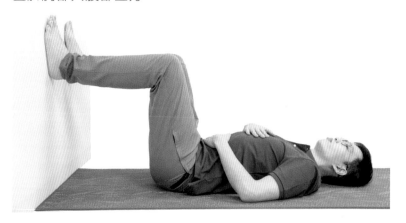

STEP 2 啟動骨盆底肌，維持呼吸，腰部輕貼地板不拱起，將其中一腳慢慢抬離牆壁約 5 至 10 公分，停留 2 至 3 個呼吸，再慢慢回到原位。接著換腳重複前述動作。兩腳各做 5 下為一組，每天做 2 到 3 組。記得隨時確認腹部不會過度出力。

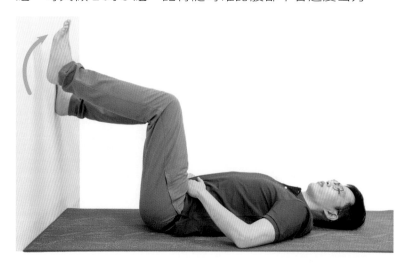

不論是哪一項訓練，在動作過程中或結束後，不該有其他的肌肉出現緊繃與痠感，如果有，就代表身體可能不自覺啟動其他肌肉，此時可以重新練習凱格爾運動，感受骨盆底肌的收縮，再慢慢增加難度。

進階變化 4：90-90 椅子版

靠牆版的90-90是最為簡單的版本，更進階的則有「靠在椅子上」和「懸空」，難度依序漸增，而動作基本上沒有太大的差異。可以在熟練原先的動作後，逐漸提升難度。

 平躺在瑜伽墊上，並將雙腳放置於椅子或板凳上，髖關節與膝關節各呈 90 度，雙手置於胸部與腹部上方。

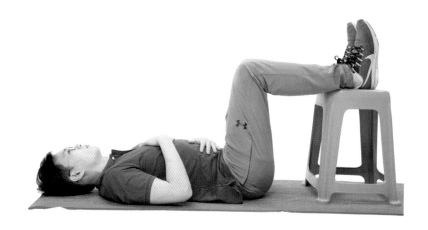

STEP 2
啟動骨盆底肌,維持呼吸,腰部輕輕貼著地板不拱起,將其中一腳慢慢抬離椅子約 5 至 10 公分,停留 2 至 3 個呼吸,再慢慢回到原位。接著換腳重複前述動作。兩腳各做 5 下為一組,每天做 2 到 3 組。過程中隨時確認腹部不會過度出力。

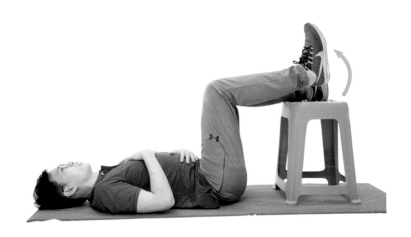

90-90 懸空版

STEP 1
平躺在瑜伽墊上,將雙腳抬起,髖關節與膝關節各呈 90 度,雙手置於胸部與腹部上。

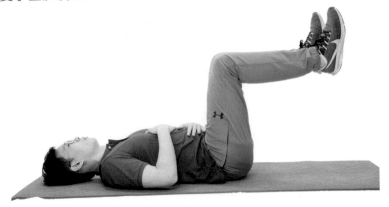

STEP 2

雙腳懸空，維持呼吸、骨盆底肌收縮的情況下，慢慢地讓雙腳靠近肚子 10 度左右，維持 2 至 3 個呼吸，再回到原先 90 度的位置。重複執行 5 到 10 下為一組，將雙腳慢慢放下，每天做 2 到 3 組。過程中確保骨盆底肌有微微的收縮感，如果感受不強，可以調整彎曲角度，或再回到椅子版練習。

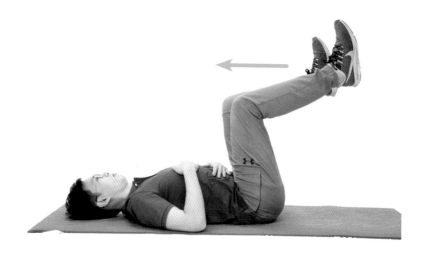

4-4 髖關節一動大腿骨就響，聲音從哪來？

你曾有過大腿骨一動就突然發出各種聲音的經驗嗎？像是聽到「啪！」或「啵」、「扣摟」等聲音隨著髖關節的活動出現，只要轉到某些特定角度就會有聲響，有時候甚至連旁人都聽得到。這樣的聲音聽起來好像整個髖關節都在不斷磨損，到底是為什麼呢？

轉動髖關節到某些特定角度，會出現各種不同的聲音，這樣的狀況被稱為「彈響髖」（Snapping Hip/Coxa Saltans）。彈響髖十分常見，大約每10個人中就有1個人會有這樣的問題（盛行率為10%），也會依照從事的運動不同而略有差異，其中以芭蕾舞者最為常見。在一項研究中[9]，Winston等學者就發現芭蕾舞者約有90%都有彈響髖的問題，而女性的發生率又比男性略高一些。不過慶幸的是，大部分的狀態都不會疼痛，僅有少部分的人在聲音出現時會伴隨些微痛感，這樣的狀態被稱為「彈響髖症候群」（Snapping Hip Syndrome）。

許多人聽到這樣的聲音，都會十分擔心是不是關節一直在磨擦，久了會不會造成髖關節退化或是需要換人工關節？這是個天大的誤會，關節在活動時有聲音，不代表一定是骨頭與骨頭在磨擦。

尤其髖關節的彈響聲，大部分都不是骨頭磨擦導致的，自然也就不會有關節磨損的問題。

如果聲音不是來自骨頭磨擦，那是從哪發出來的？過去，科學家的確認為髖關節彈響是內部骨頭的摩擦導致。然而，近十年有越來越多研究推翻了這個觀點，並發現是因為部分肌肉過於緊繃，沒有彈性，所以在髖關節活動時，肌肉與肌肉之間滑動才產生聲音。至於是哪條肌肉造成的，則依照彈響髖的分類和聲音的來源而略有不同。

▌彈響髖症候群發生的三大原因

彈響髖症候群大抵上可分為：「外部彈響髖」、「內部彈響髖」和「關節內彈響髖」三類，接下來就會一一介紹這三種類別的發生原因。

●外部彈響髖（External Snapping Hip Syndrome）

外部彈響髖的發生原因，來自於外側過緊的髂脛束滑過髖關節的大轉子發出聲音。誘發聲音的動作是從大腿骨屈曲並外轉（相當於將大腿抱至胸前並往外打開），再回到伸直的姿勢。這時候過緊的後側髂脛束會從髖骨的後側滑到前側，進而發出「啪」的聲音。

髂脛束往上會有二個肌肉連結點，分別為「闊筋膜張肌」和「臀大肌」。同時也會藉由腱膜與臀中肌互相連結。因此若髖關節彈響聲來自於外側，且是在從外側轉回內側時發出的，那麼就需要注意髂脛束、闊筋膜張肌、臀大肌與臀中肌喔！

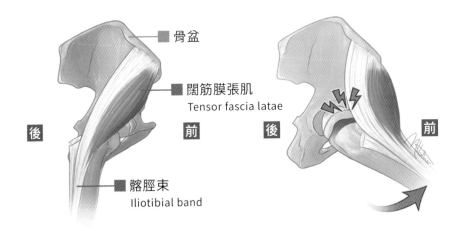

側面髖關節

骨盆

闊筋膜張肌
Tensor fascia latae

後　　前　　後　　前

髂脛束
Iliotibial band

當大腿屈曲並外轉，再回到伸直的姿勢。此時過緊的髂
脛束會從髖骨的後側滑到前側，進而發出聲響。

● 內部彈響髖（Internal Snapping Hip Syndrome）

　　內部彈響髖的聲音來源，來自於前側過緊的髂腰肌，是最常見的一種。過去一般認為是過緊的髂腰肌滑過前側的股骨頭或是髂恥隆起（Iliopectineal Eminence），進而引發髖關節前側出現彈響聲。誘發聲音的動作是從髖關節完全屈曲（大腿抱至胸前）到伸直的過程。

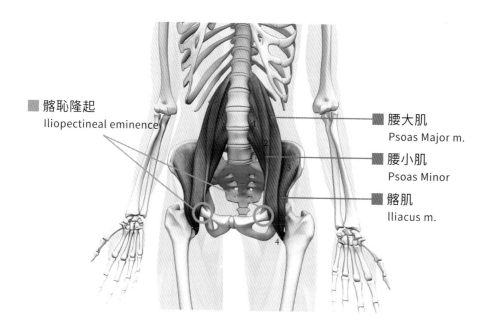

髂恥隆起
Iliopectineal eminence

腰大肌
Psoas Major m.

腰小肌
Psoas Minor

髂肌
Iliacus m.

　　不過這並不是唯一的病理機制。許多研究發現，由於髖關節結構複雜，除了腰大肌滑過股骨頭以外，也可能是過緊的髂腰肌滑過中間的滑液囊、髂肌和髂骨韌帶等導致。另外，2008年梅蘭妮・德朗（Mélanie Deslandes）醫師等學者，使用動態超音波檢查發現，內部髖關節彈響可能是骨盆內側的髂肌和恥骨與髂腰肌韌帶之間的不正常活動導致，而聲音則是緊繃的肌腱與肌腱之間滑動所產生。

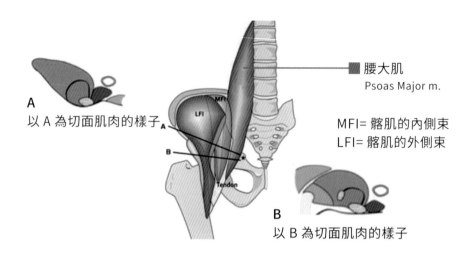

A
以 A 為切面肌肉的樣子

腰大肌
Psoas Major m.

MFI= 髂肌的內側束
LFI= 髂肌的外側束

B
以 B 為切面肌肉的樣子

　　也就是說，儘管每個人內部髖關節彈響的原因略有不同，每位專家的看法也都不太一樣，但共同點在於過緊且沒有彈性的髂腰肌。因此如果在大腿彎曲再伸直的過程中會發出聲音，那麼就必須注意過緊的髂腰肌。

髖關節彈響示意圖

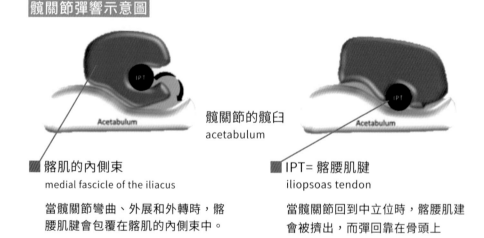

髖關節的髖臼
acetabulum

■ 髂肌的內側束
medial fascicle of the iliacus

當髖關節彎曲、外展和外轉時，髂腰肌腱會包覆在髂肌的內側束中。

▨ IPT= 髂腰肌腱
iliopsoas tendon

當髖關節回到中立位時，髂腰肌建會被擠出，而彈回靠在骨頭上

●關節內彈響髖 （Intra-Articular Snapping Hip Syndrome）

　　如果異音發生在髖部內側，且來自深層，就是關節內彈響髖。聲音的來源可能是關節唇的撕裂、碎骨或其他游離體、關節的不穩定或半脫位等。這種髖關節彈響的感覺比較像是喀噠聲或是卡住，雖然相對少見，但如果出現，建議尋求專業醫療人員的協助。

　　接下來，會依照彈響髖的聲音位置與種類，分別介紹相對應的放鬆與訓練動作，就讓我們開始吧！

改善外部彈響髖：
大腿外側肌肉的放鬆與訓練

闊筋膜張肌放鬆

　　位於大腿外側的闊筋膜張肌，往下會連結到也在外側的髂脛束，因此兩處的拉筋動作十分類似，可參考3-6 p.154中的放鬆動作。

臀肌伸展 1

　　臀肌包含臀大、臀中、臀小肌，位於屁股後方和兩側，常見的伸展方式有兩種，可以觀察看看哪一種方式對自己的效果最好。

 STEP 1　平躺在瑜伽墊上，雙手放於兩側，身體放鬆，想像將重量交給地板。

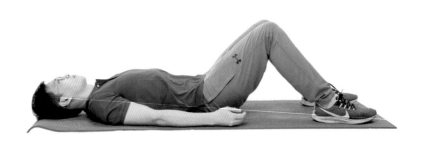

 STEP 2　抬起一腳，將膝蓋彎曲，雙手環抱膝蓋，試著慢慢讓大腿靠近胸口。到極限後維持 5 至 10 秒，換腳再做一次，重複 6 到 10 次為一組。

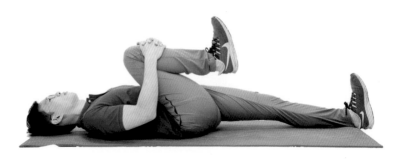

臀肌伸展 2

STEP 1 坐在瑜伽墊上，雙腳併攏伸直，將需放鬆的腳跨過另一腳，踩在膝蓋旁。

STEP 2 使用另一側的手肘將緊繃腳往內壓，過程中維持呼吸不憋氣、挺胸不駝背。維持約 30 秒至 1 分鐘，換腳再做一次，重複 3 到 5 次為一組。

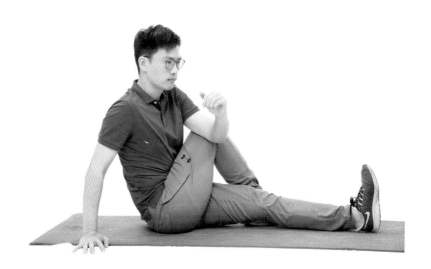

臀中肌訓練、單腳平衡訓練

　　髂脛束過於緊繃，常是因為原本應該要出力的臀中肌無力導致，因此除了放鬆髂脛束以外，也需要重新訓練無力的臀中肌。臀中肌的完整訓練，可以參考4-7 p.260中的詳細說明。

改善內部彈響髖：
腰部深層肌肉的放鬆與訓練

內部彈響髖與髂腰肌息息相關，髂腰肌是三條肌肉的總稱，包含腰大肌、腰小肌和髂肌。（可參考 p.205圖肌肉位置。）

1. 腰大肌位於脊椎兩旁，從第十二胸椎至第五腰椎往下延伸到髖關節的小轉子，它的功能有二：一是作為深層的核心穩定肌肉，協助脊椎的控制與穩定，往上則與橫膈膜相連，屬於呼吸的輔助肌肉，另一個則是作為髖關節屈曲肌，協助髖關節的彎曲（大腿抬起）。

2. 腰小肌位於腰大肌的前方，從第十二胸椎的側椎骨表面體與腰椎第一節，往前側下方連到髂恥隆凸。

3. 髂肌則是從髂窩（骨盆內緣）上的三分之二處與腰大肌匯合，並往下連到股骨小轉子的基部，髂肌主要功能在於：一、維持骨盆的穩定；二、擔任髖關節屈曲肌，協助髖關節彎曲（大腿抬起）。

觀察腰大肌、腰小肌、髂肌的功能，就能發現：穩定脊椎、骨盆，訓練髖關節彎曲的動作，就能有效訓練髂腰肌。

髂腰肌伸展

STEP
1

從一腳在前一腳在後，單膝跪地
的半跪姿開始，如果膝蓋壓著地
板會有不適感，可以在膝蓋下方
墊枕頭或瑜伽墊。需要注意前腳
與後腳膝蓋彎曲呈 90 度，身體
直立不駝背。

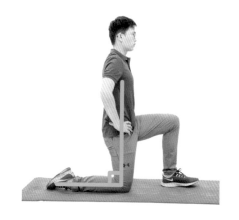

STEP
2

身體維持直立，微收小腹，骨盆
略微後傾，接下來將身體慢慢地
往前帶。此時大腿前側出現伸展
的緊繃感是正常的。如果沒有感
覺，可能是不自覺駝背或腹部沒
有收緊，變成骨盆前傾。放鬆
一次約 30 秒至 1 分鐘，3 次為
一組，伸展的程度以可以忍受為
主，不須太勉強。

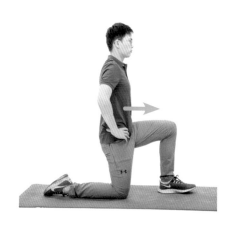

髂腰肌放鬆

　　髂腰肌屬於深層的核心之一，隨意放鬆不完全是好事，因此按摩髂腰肌時需要十分留意。隨意放鬆腰大肌，可能會導致脊椎與髖關節不穩，進而產生腰部疼痛。一般而言，若是在啟動核心的情況下伸展（如上述的半跪姿伸展），通常不會有太大的問題，但若是直接按壓，則會有腰部疼痛的疑慮。如果打算按壓腰大肌，建議在物理治療師或醫師等醫療人員的協助下進行，也強烈建議搭配腰大肌的訓練來重新啟動核心，避免疼痛發生。

STEP 1　首先，要找到位於骨盆兩側的「髂前上棘」。雙手插腰，摸到兩側硬硬的骨頭「髂嵴」（Iliac Crest），沿著這塊骨頭往前摸，會摸到明顯的隆起，這就是髂前上棘。

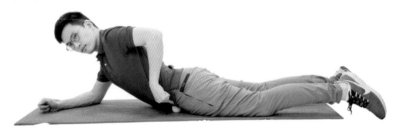

STEP 2　找到髂前上棘後，將網球或按摩球放在髂前上棘內側，慢慢地往下趴在瑜伽墊上，避免過度刺激髂腰肌。過程中維持呼吸，感覺到肌肉就像奶油一樣在球的按壓下融化。一次放鬆約 30 秒至 1 分鐘，放鬆 2 到 3 次為一組。

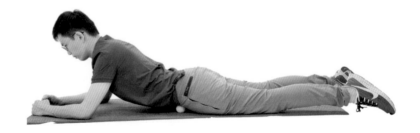

髂腰肌訓練：90-90

　　在訓練骨盆底肌時也介紹過90-90，不過在訓練髂腰肌時，要注意的細節不太一樣。

STEP 1
平躺在瑜伽墊上，身體放鬆，一手置於胸口一手置於腹部，感受呼吸。並將雙腳置於椅子上，髖關節與膝關節各呈 90 度。使用腹式呼吸，輕輕地想像將空氣吸到腹部的感覺，並將呼吸速度放慢，吸氣 4 秒、吐氣 4 至 8 秒。

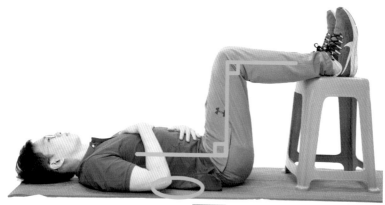

毛巾

STEP 2 腰部輕貼毛巾捲，不拱起也不用力，將其中一腳慢慢地抬離椅子約 5 到 10 公分，停留 2 至 3 個呼吸。呼吸速度與深度不會因為腳抬起而變得急促，維持腹式呼吸，過程中可用手輕摸肚子，隨時確認腹部會不會過度出力，再慢慢地將腳放下。接著換腳重複前述動作，雙腳各做 5 下為一組，每天做 2 到 3 組。

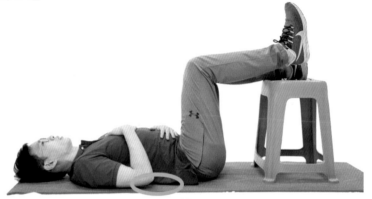

毛巾

TIPS

這次的動作與訓練骨盆底肌時最大的差別便是「呼吸」與「脊椎控制」。在訓練髂腰肌的過程中，須隨時注意腰部輕壓毛巾捲，不過度下壓也不拱起；呼吸則是使用腹部呼吸，肚子不刻意用力。在骨盆底肌訓練時，對脊椎控制的部分關注較少，呼吸也是不憋氣即可。

髂腰肌訓練進階版：90-90

STEP 1

平躺在瑜伽墊上，身體放鬆，一手置於胸口一手置於腹部，將一個毛巾捲放置於腰部後方，髖關節與膝關節各呈90度。使用腹式呼吸，輕輕地想像將空氣吸到腹部的感覺，並將呼吸速度放慢，吸氣4秒、吐氣4至8秒。

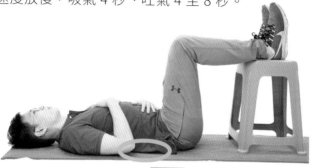

毛巾

STEP 2

腰部輕貼毛巾捲，不拱起也不過度下壓，將其中一腳慢慢地抬高約5到10公分，停留2個呼吸。接著抬起另一腳，呈現雙腳懸空的狀態，再停留2至3個呼吸，讓雙腳慢慢地回到原位。切記不要一次放下雙腳，容易讓腰部承受過多壓力。前述動作重複10次為一組，每天做2到3組。過程中隨時確認腹部是否過度出力、維持腹式呼吸，呼吸速度與深度不會因腳抬起而變得急促。

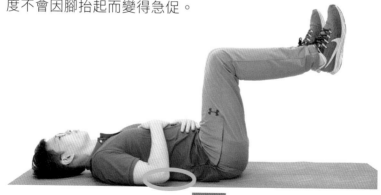

毛巾

「吸入」練習 1

STEP 1

平躺在瑜伽墊上，雙手置於身側，身體放鬆，想像將重量交給地板。

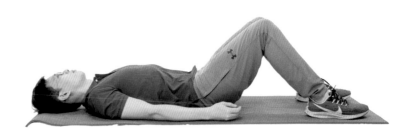

STEP 2

雙腳彎曲，腳踩在瑜伽墊上，想像將大腿骨（股骨）的關節「吸入」骨盆的關節盂中，過程中腹部、臀部、大小腿都不會出力。維持吸入的感覺 5 到 10 秒，再放鬆 10 秒，重複執行 10 下為一組，每天做 2 到 3 組。

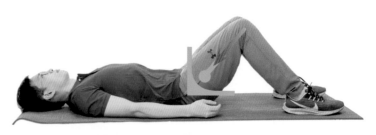

想像將大腿骨（股骨）的關節「吸入」骨盆的關節盂中

「吸入」練習 2

　　熟悉吸入的感覺後，可以嘗試加入髖關節的動作去挑戰髖關節穩定。

STEP 1 平躺在瑜伽墊上，雙手置於身側，身體放鬆，雙腳彎曲，腳踩在瑜伽墊上。

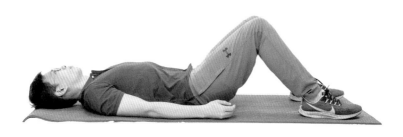

STEP 2 想像將大腿骨的關節「吸入」骨盆的關節盂中，過程中腹部、臀部、大小腿都不會出力。接下來，維持腳底板輕碰瑜伽墊，在維持吸入感的同時，慢慢讓腳底板往身體靠近，盡可能越近越好，再慢慢伸直。過程中腳底板不須懸空，平貼瑜伽墊即可。重複執行 10 下為一組，每天做 2 到 3 組。

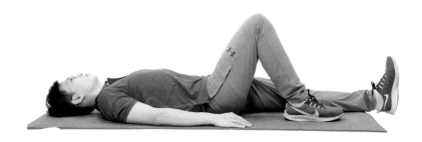

4-5 坐骨神經痛，可能是梨狀肌過度收縮！

　　你或是周遭的朋友，曾經有過下背痛、腰痛的困擾嗎？這裡所說的「腰部」疼痛是指屁股上方下背部的區間，在現代，平均每五個人就有四個人在這個區域出現緊繃疼痛的問題。更慘的是，有些人不只腰痛，而是從腰部以下到臀部，甚至是大腿後側或兩側都會脹痛、麻痛。

　　這麼大的區域疼痛，到底是發生什麼事呢？這樣的狀況，主要就是「坐骨神經」壓迫導致的。「腰部」、「臀部」和「大腿的外側或後側」等，正是坐骨神經行經的區域，因此當坐骨神經被壓迫，就會在這些部位發生緊繃、腫脹疼痛、甚至麻且無力的狀況。有些人聽到這裡可能會有點疑惑，神經壓迫不是只會麻而已嗎？其實不然，以下這些都是神經壓迫可能會有的症狀：

1. 發紅、腫脹、發炎。
2. 疼痛。
3. 刺痛感或是麻麻的。
4. 局部區域有鈍感，或是有隔著一層皮膚的感覺。
5. 肌肉無力，嚴重者甚至難以做出某些動作。
6. 活動度降低。

剛剛所提到的坐骨神經壓迫，就有可能導致腰部、臀部與大腿後側等區域出現上述症狀。一篇2019年的文獻[10]提到，坐骨神經壓迫的終生患病率介於12~27%之間，換句話說，每個人終其一生會有五分之一到四分之一的機率出現這樣的問題，而其中最常見的原因就是「梨狀肌症候群」。

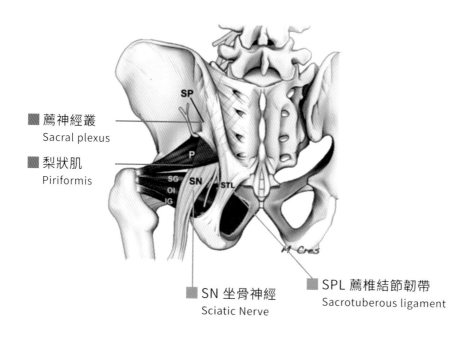

薦神經叢
Sacral plexus

梨狀肌
Piriformis

SN 坐骨神經
Sciatic Nerve

SPL 薦椎結節韌帶
Sacrotuberous ligament

梨狀肌症候群的症狀：臀部很痛，坐下更痛

梨狀肌症候群，顧名思義就是位於臀部深層的梨狀肌過於緊繃，壓迫旁邊的坐骨神經導致疼痛與不舒服。梨狀肌是一條位於臀部深層的髖關節穩定肌肉，從腰部下方的薦椎前側和骨盆髂骨後端，往大腿的兩旁連結到大腿骨大轉子區域。當肌肉收縮時，它的主要動作為髖關節的外轉（髖關節伸直時）和外展（髖關節屈曲時），同時也兼具穩定髖關節的重責大任。

不過現代人久坐不動的生活型態，容易導致臀部周圍表層的臀大肌、兩旁的臀中肌抑或是深層的核心肌群無力且沒有彈性，當髖關節穩定肌肉無力時，梨狀肌就會努力收縮來穩定不穩的髖關節，進而造成「梨狀肌症候群」。

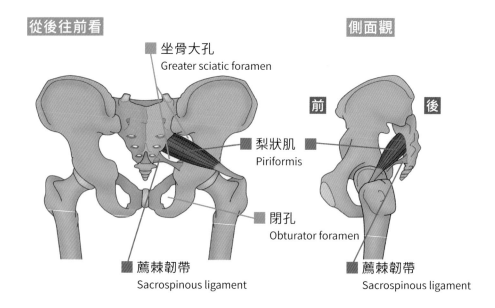

從後往前看

坐骨大孔
Greater sciatic foramen

梨狀肌
Piriformis

閉孔
Obturator foramen

薦棘韌帶
Sacrospinous ligament

側面觀

前　後

薦棘韌帶
Sacrospinous ligament

2018年的一篇系統性回顧文獻[11]統計了眾多文獻後發現，由梨狀肌的解剖特性和坐骨神經的壓迫症狀，可以歸納出梨狀肌症候群明顯的四大症狀，不僅具有指標性，也非常好辨認，分別為：

1. 臀部疼痛

2. 坐著會比其他姿勢更痛
   坐越久越痛，甚至沒辦法坐超過 30 分鐘。

3. 坐骨大切跡（薦椎和髖關節中間）附近有明顯壓痛點
   用手按壓臀部的正中間會有明顯的痛點。

4.增加梨狀肌的壓力就會導致相關疼痛

按壓梨狀肌或是使用接下來介紹的 Pace 測試與 Freiberg 測試，都是檢測梨狀肌症候群很好的方式。

梨狀肌症候群自我檢測

● Pace 測試

Pace測試的目的是藉由主動收縮梨狀肌，增加梨狀肌壓力，觀察會不會引發相關症狀。根據2013年的文獻[12]統計，當這個測試會引發不適時，就代表有46.5%的機率是梨狀肌症候群。

Pace測試的進行方式是請受試者坐在較高的椅子上，二腳懸空，膝蓋彎曲成90度，治療師以雙手從膝蓋外側給予往內的壓力，請受試者抵抗治療師的力量，觀察是否會產生疼痛或是有無力的狀況發生。如果有，代表受試者就有可能是梨狀肌症候群。這個測試建議由臨床醫療人員執行，會較為準確。如果想自己測試，也可以自己用雙手從膝蓋外側給予往內的壓力，但準確度會略差一些。

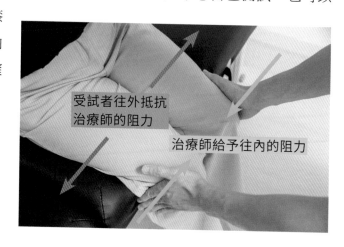

受試者往外抵抗
治療師的阻力

治療師給予往內的阻力

● Freiberg 測試

Freiberg測試與Pace測試相反,不是給予阻力,而是藉由牽拉梨狀肌來增加梨狀肌的壓力。同樣根據2013年的文獻統計,如果做這個測試時會引發不適,代表有56.2%的機率是梨狀肌症候群。由於這個測試是被動的牽拉,比較難自己執行,因此如果有梨狀肌症候群的疑慮,還是建議尋求專業物理治療師或醫師的協助測試。

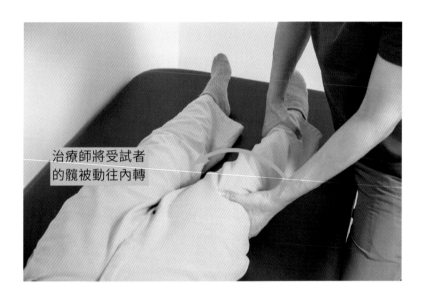

治療師將受試者
的髖被動往內轉

改善梨狀肌症候群：梨狀肌的按摩與拉筋

　　梨狀肌的拉筋方式有很多種，分為坐姿及兩種躺姿，除了開始前可以熱敷，也可以依照場地、拉筋的感覺和拉筋後的效果找到比較適合自己的動作！

梨狀肌坐姿拉筋

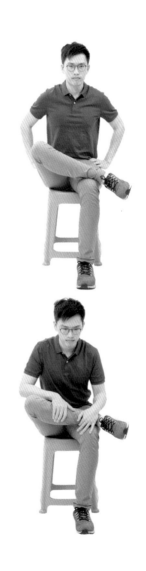

STEP 1

坐在椅子上，身體挺直不駝背。將有緊繃感或有症狀的腳踝，橫跨在另一隻腳的大腿上。

STEP 2

慢慢地將身體往前帶，維持軀幹挺直，抵達覺得緊繃的位置。過程中如果覺得抬腳那一側的臀部緊繃，才是確實拉筋。停留 30 秒至 1 分鐘後，回到原位。重複 3 次為一組，每天做 3 組。

梨狀肌躺姿拉筋 1

 STEP 1 平躺在瑜伽墊上,雙腳彎曲踩在地板上。身體放鬆,將重量交給地板,將緊繃腳曲起準備。

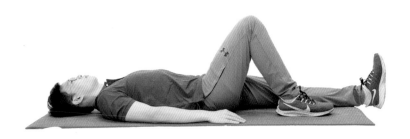

 STEP 2 用對側手輕輕拉著緊繃腳的膝蓋,慢慢往側面帶,直到覺得臀部後側的肌肉有緊繃感,停留約 30 秒至 1 分鐘後,回到原位,重複 3 次為一組,每天做 3 組。

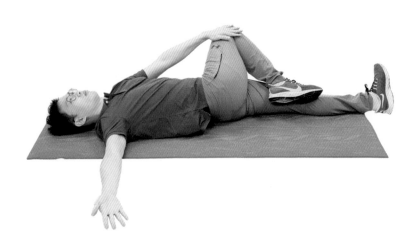

梨狀肌躺姿拉筋 2

 STEP 1　平躺在瑜伽墊上，一腳平放在地板上。將緊繃腳跨在另一腳的大腿上。

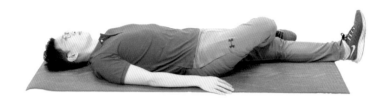

STEP 2　用雙手扣住另一腳大腿後方，用手的力量慢慢將大腿往胸口帶，如果覺得緊繃腳那一側的屁股有伸展的感覺，就代表有確實拉筋。過程中要注意脖子不出力，維持正常呼吸。停留約 30 秒至 1 分鐘後，回到原位，重複 3 次為一組，每天做 3 組。

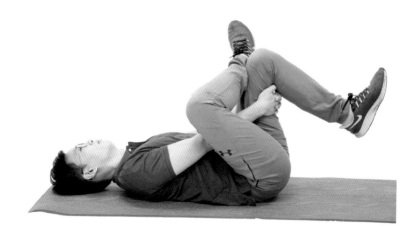

▍擺脫梨狀肌症候群，輕鬆打造翹臀

梨狀肌症候群有時並不是因為梨狀肌緊繃導致壓迫神經，而是梨狀肌過於無力且被拉長，長期拉扯後出現反覆性微小發炎，進而壓迫旁邊的坐骨神經，這時候訓練就顯得格外重要了。對於梨狀肌過度緊繃的人而言，也可以藉由髖關節與核心的穩定訓練，避免梨狀肌又因為過度勞累而變緊。

蚌殼式訓練

「蚌殼式」除了可以有效訓練臀肌外，也是最適合梨狀肌重新啟動的動作。執行步驟可以參考3-4 p.126中的說明。

訓練時須注意強度與頻率，訓練過度反而會讓梨狀肌變得緊繃，再次壓迫坐骨神經，又出現症狀，便與訓練的目的背道而馳。一開始可以先做5下，每次做1到2組，隨時確認是否出現緊繃感，如果有，可以重新拉筋放鬆，在下次訓練時降低次數，如果不會，也不用馬上增加次數，等到下次訓練時再慢慢增加即可。

單腳硬舉

　　單腳硬舉可以有效訓練髖關節的動態穩定，並誘發臀大肌、臀中肌的發力，避免讓壓力集中於梨狀肌。

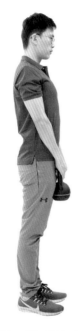

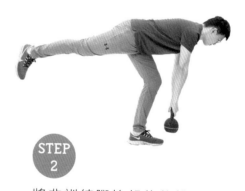

STEP
1

雙腳與肩同寬，雙手放在大腿兩側輕鬆站著。膝蓋維持微彎不過度伸直。（示範為負重版）

STEP
2

將非訓練腳抬起往後推，像往後推一面牆的感覺，保持膝蓋伸直，承重腳的膝蓋微彎。身體軀幹順勢緩慢往前至與承重腳垂直，過程中感覺有一條線拉住頭頂與腳底往兩邊延伸，直到身體軀幹與地面接近平行。骨盆不旋轉，維持 2 至 3 個呼吸，再慢慢回到原位。重複 8 到 10 下為一組，每次做 2 到 3 組。

　　如果覺得難以達成，可以降低動作幅度（軀幹不需與地面平行）；相反的，如果太過簡單，則可以在對側手或兩手握住啞鈴或壺鈴，增加訓練難度。此外，如果在做完單腳硬舉後，腰部會痠或緊，有可能是動作過程中彎腰或是動作跑掉，訓練時須特別留意。

壓迫坐骨神經的真凶可能是？

　　「梨狀肌症候群」可能只是一個統稱。由於壓迫坐骨神經的肌肉不見得都是梨狀肌，而梨狀肌的解剖與坐骨神經相關的位置也不一定相同，某些人的坐骨神經甚至沒有通過梨狀肌。依據Beaton and Anson的分類系統，梨狀肌解剖的相關分類總共有六種，分別如下：

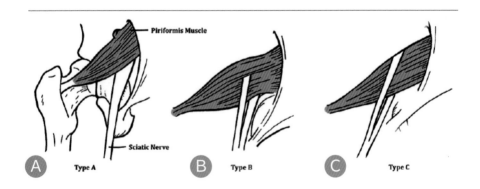

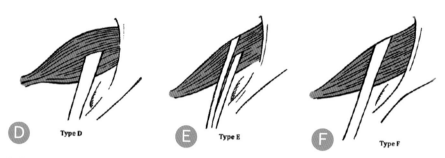

圖片來源：2018, Diagnosis and Management of Piriformis Syndrome: A Rare Anatomic Variant Analyzed by Magnetic Resonance Imaging.

種類 A：坐骨神經在梨狀肌下方（最常見）。
種類 B：一部分的坐骨神經在梨狀肌下方，另一部分坐骨神經的分支穿過梨狀肌。
種類 C：一部分的坐骨神經在梨狀肌上方，另一部分坐骨神經的分支在梨狀肌下方。
種類 D：坐骨神經穿過梨狀肌。
種類 E：坐骨神經的分支往上穿過梨狀肌。
種類 F：坐骨神經沒有分支並在梨狀肌上方。

　　以種類F來說，坐骨神經與梨狀肌的緊繃與否就沒有太大相關，且壓迫坐骨神經的也可能是周遭的髖關節穩定肌肉。因此，也有研究學者建議梨狀肌症候群應該稱為「深臀症候群」（Deep gluteal syndrome）更加適當，不過為了方便理解，這裡依然稱為梨狀肌症候群。

4-6 原來是假翹臀！骨盆前傾與後傾才是真的

　　大多數人肯定都會在意自己的身材或體態，像常聽到的駝背、挺胸、X型腿和O型腿、高低肩等，都是許多人在鏡子前面努力矯正的姿勢。對這些不同的姿勢或體態而言，「臀部」都是關鍵之一，不管是性感翹臀還是扁平塌陷，在檢視體態時都很難不注意到。然而，你知道嗎？臀部的形狀不一定跟訓練有關，而是被「骨盆」的位置所影響，也就是「骨盆前傾」與「骨盆後傾」。

什麼是骨盆前傾和後傾？

　　在4-2 p.185中曾經簡單說明過骨盆前傾與後傾，這裡將會更深入說明原理。一開始，要先從骨盆與脊椎的關係說起。從下頁圖片可以發現，骨盆的結構形狀像是一個碗，座落於脊椎下方、髖關節上方，完美承接著上半身與內臟的重量。

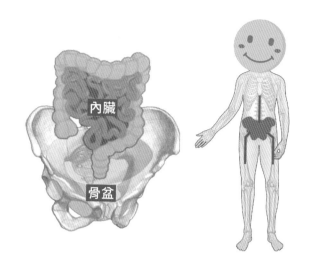

內臟

骨盆

　　如果把髖關節與脊椎一起放進來看，就會發現「脊椎—骨盆—髖關節」三者組成的結構，就像是把骨盆懸掛在身體的中間。也因為這個特性，才會讓許多人的骨盆不像圖中一樣在正中間，而是往左歪、往右歪，或是往前倒、往後倒，向各個不同方向歪斜。骨盆會依據每個人從事的運動或生活習慣，有不同程度的適應，形成不同的角度。而其中最常見的角度，就是骨盆往前倒與往後倒，前者稱為「骨盆前傾」，後者則稱為「骨盆後傾」。

　　骨盆前傾與後傾會造成什麼影響呢？其實目前學界並沒有定論。大部分文章與書籍都提到，骨盆前傾會造成腰部曲度變大，進而使腰部疼痛的風險增高。雖然這樣的說法看似合理，卻有許多研究發現，骨盆的傾斜程度與腰部疼痛並沒有直接的關聯。不過，這不代表骨盆前、後傾就不會造成任何不適，其中最直接的影響就是「髖關節」與「核心」。

關節位於正中心，才能發揮最佳效用

這裡先說明一個簡單的觀念：關節中心化（Joint Centration）理論。它的意思是，當關節在正中心時，會形成最理想的關節面接觸，以及動作訓練時良好的神經肌肉控制。換句話說，會擁有最快的反應速度與穩定性。而當骨盆長期前傾或後傾時，會直接影響到三個關鍵關節：

1. 髖關節：當骨盆歪斜時，大腿關節與骨盆的相對位置就會改變，而髖關節中，關節唇最深的位置在髖關節的正上方。因此，骨盆前、後傾會讓重力的承受位置改變，進而可能造成髖關節磨損。尤其當骨盆前傾時，會讓髖關節前側的空間減少，增加髖關節夾擠的機率。

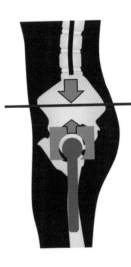

骨盆正中位

髖關節的正上方為關節唇，與重心的力量會互相抵消。

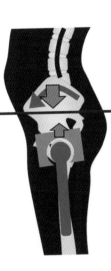

骨盆前傾

髖關節的正上方並非關節唇中心位置，髖關節前側空間減少，增加髖關節夾擠的機率。

阿舟物理治療 製圖

2. **薦椎**：雖說骨盆像是一個大腕公，但它其實是由三大塊骨頭所組成，兩邊的髂骨與正後方的薦椎。因此當骨盆前傾或後傾時，薦椎也會因為周圍的韌帶與肌肉拉扯，進行點頭與反點頭的反方向旋轉，直接影響骨盆底部的核心肌肉「骨盆底肌」，如同4-3 p.191的說明。

2011年時，就有學者比較站姿時，骨盆處在正中間、前傾、後傾3種位置的骨盆底肌張力。研究結果發現，靜止時的骨盆底肌張力為骨盆後傾>骨盆前傾>正中間位置。除了站姿以外，研究者也請受試者做各種不同的動作，包括骨盆底肌最大用力（Maximum Voluntary Contraction，MVC）、咳嗽和舉重，分別監測三種不同的骨盆位置下骨盆底肌的收縮強度。結果發現，位於正中間時的收縮最強，其次才是骨盆前傾與後傾。

我們總希望放鬆時可以確實放鬆到肌肉；需要出力時，肌肉可以正確發揮最大的力量。當骨盆位於正中位置時，就能做到這件事[13]！這對想要避免腰痛、骨盆區域疼痛或是有尿失禁問題的人來說，無非是一個好消息。藉由改變骨盆的位置，可以誘發核心肌群出力，同時也印證了當腰椎維持在「中立位」時，最具功能性且能夠將受傷的風險降到最低[14,15]。

3. **腰椎=核心**：骨盆後方、薦椎上方就是常聽到的腰椎。腰椎會隨著骨盆前、後傾而受到影響。當骨盆前傾時，腰部會順著骨盆拱起，不僅腰部的豎脊肌會變得緊繃，腹肌也會被拉長；相反的，當骨盆後傾時，腰部會變平，屁股看起來比較

塌陷，造成腹部變得緊繃，而腰部則被拉長，大腿後側跟著變緊。

骨盆正中位

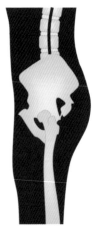

平衡姿勢
Balance posture

自然的骨盆角度
髖關節與膝關節
角度正中。

骨盆前傾

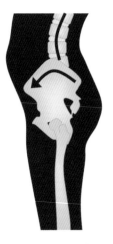

脊椎前凸
Hyper-lordosis back

骨盆前傾，髖關節
微彎，膝蓋略為過
度伸直。

骨盆後傾

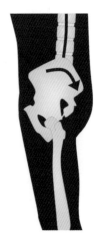

平背
Flat back

骨盆後傾，髖關節
與膝蓋微微過度伸
直，身體微往前。

骨盆後傾

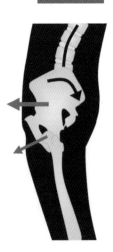

搖擺背
Sway back

骨盆後傾，骨盆往
前平移，髖關節與
膝蓋過度伸直。

還記得前面所提到「關節中心化」的概念嗎？當關節處在正中心位置時，會擁有理想的關節面接觸，在動作時也有良好的神經肌肉控制。同樣的，骨盆若不在中心，會造成腰椎與腹部周圍的肌肉產生變化，進而造成核心的穩定變差。

此外，在2010年的文獻[16]提到的腹內壓與核心模型中，發現穩定的核心（腹內壓）能夠有效幫助減少脊椎在各個方向受到的壓力。核心（腹內壓）僅從5千帕提升到10千帕，就能夠減少21%往後仰的腰部壓力、18%往前彎的腰部壓力、29%的側彎壓力、31%的脊椎旋轉壓力。換句話說，只要骨盆擺正，腹部的核心肌群就能更有效收縮，腰部的肌肉也不會因為縮短而過度緊繃。

你是不是歪歪的？骨盆歪斜自我檢測

要辨別骨盆是否前傾或後傾，有二種非常簡單的方式，分別為①直接測試法②體態評估法。前者適合身材稍微瘦一點或是容易摸到自己骨頭的人；而如果摸不到骨頭位置或是對於測試結果不太確定，則可搭配「體態評估法」一起進行，二者相互比對就更容易確認骨盆的位置喔！

●直接測試法

顧名思義就是直接摸骨盆的關鍵位置，確認骨盆是否有往前倒或是往後倒。測試的基準點有二個，分別為「髂前上棘」與「恥骨聯合」。找到這兩個點的方式也非常簡單。雙手插腰時，在腰部摸到一大塊骨頭，這就是骨盆，從骨盆側面往前方摸，會有一個最突

出的位置，這就是第一個點「髂前上棘」。

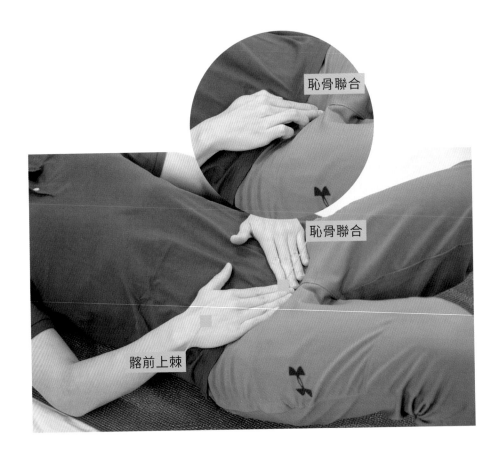

恥骨聯合

恥骨聯合

髂前上棘

　　接下來，將兩手的掌根放在兩邊的髂前上棘上，兩手食指與中指互相觸碰，在接近生殖器上方處會摸到硬硬的骨頭，這就是第二個點「恥骨聯合」。找到兩個基準點之後，可以輕鬆站著，從上方或側面觀察兩個點的相對位置，如果髂前上棘比恥骨聯合更偏前，就是「骨盆前傾」；相反的，如果髂前上棘在恥骨聯合後方，則是「骨盆後傾」。

　　這種測試方式可以廣泛應用在各個姿勢上，判別不同姿勢下的骨盆位置。例如，一般坐姿時，將掌心放在髂前上棘上，兩手食指與中指摸著恥骨聯合，嘗試用力挺胸，會發現髂前上棘比恥骨聯合更靠前，這是骨盆前傾；相反的，若是駝背坐著，會發現恥骨聯合遠比髂前上棘靠前，這就是骨盆後傾。

骨盆正中位

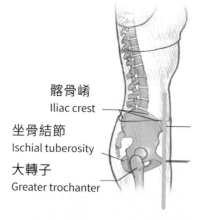

髂骨嵴
Iliac crest

坐骨結節
Ischial tuberosity

大轉子
Greater trochanter

ASIS 髂前上棘
Anterior superior iliac spine

PS 恥骨聯合
Pubic symphysis

ASIS 髂前上棘與 PS 恥骨聯合
在同一垂直線上→骨盆正中位

骨盆前傾

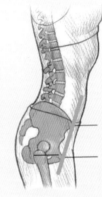

ASIS 髂前上棘
在 PS 恥骨聯合前方
→骨盆前傾

ASIS 髂前上棘
Anterior superior iliac spine

PS 恥骨聯合
Pubic symphysis

骨盆後傾

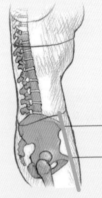

ASIS 髂前上棘
在 PS 恥骨聯合後方
→骨盆後傾

ASIS 髂前上棘
Anterior superior iliac spine

PS 恥骨聯合
Pubic symphysis

●體態評估法

　　如果在執行第一個方法時摸不到骨頭、找不到基準點，抑或是無法分辨基準點的相對位置，也可以藉由「體態評估法」，推估骨盆是否前傾或後傾。之前曾經提到，骨盆其實是懸掛在脊椎與兩側髖關節的碗，若是這個區塊歪斜，會影響脊椎與髖關節的姿勢。例如，骨盆前傾時，從外表會發現腰部拱起、肚子往前凸、臀部也會比較翹；相反的，骨盆後傾時，腰部較平、看起來有點駝背、臀部也比較塌陷。

　　做法十分簡單，只要將身體靠在牆壁上，包括臀部、後背、上背與頭部後方都貼住牆面，腳踝與牆面距離約10公分輕鬆站著。

　　嘗試用其中一手的手掌放入腰部與牆面的空隙中，如果腰部的空隙差不多是一個手掌的厚度，那就代表骨盆在正中間的位置！如果空隙不大，甚至連一個手掌沒辦法放進去，那就是「骨盆後傾」；如果空隙很大，在手掌放進去後，依然有多餘的空間，那就算是「骨盆前傾」。

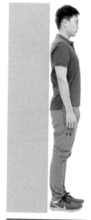
骨盆正中位

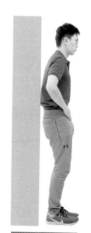
骨盆後傾

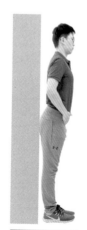
骨盆前傾

在進行這個測試時，也能感覺整個身體的體態。如果上背部無法輕鬆接觸牆面，代表可能有駝背習慣；如果頭部後方距離牆壁超過兩根手指的距離，代表除了脖子緊繃以外，頭部也會過度往前，形成常見的烏龜頸。

藉由前面介紹的兩個簡單測試，應該就能知道自己的骨盆位置了，接下來會藉由特定區域的按摩與訓練，讓骨盆更平衡與強壯！

改善骨盆前傾：大腿與背部的肌肉放鬆

大腿前側肌肉放鬆：股四頭肌

股四頭肌的拉筋與按摩放鬆，可以參考伸展3-3 p.114與按摩3-5 p.137的詳細說明。

背部肌肉放鬆：豎脊肌放鬆

骨盆前傾的原因除了大腿前側緊繃以外，也有可能是背後的豎脊肌過度緊繃。用手摸摸看背部，會在正中間摸到一節一節突起的骨頭，這就是「棘突」。如果在往前彎腰的狀況下摸，可以感覺到突起更為明顯。在棘突的兩側各有一條凸起的肌肉，這就是豎脊肌，也是我們要放鬆的肌肉。

STEP 1 躺在瑜伽墊或是較硬的床上，身體放鬆，雙腳彎曲踩在地板上。將花生球（也可在絲襪中放入兩顆網球綁起）中央的凹陷處對準腰椎的棘突（脊椎中間突起的位置），避免壓到脊椎，讓兩邊球狀的位置壓在豎脊肌上。

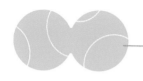 ━ 使用花生球或將兩顆網球放入絲襪中

STEP 2 找到正確位置後，不要急著開始快速滾動，而是嘗試將身體放鬆，想像這條肌肉慢慢地在花生球上融化。停留放鬆約 30 秒至 1 分鐘，再將花生球往上移，重複前述步驟。過程中維持呼吸。最後按壓到胸、腰椎之間（大約是肋骨後方的位置）即可。務必注意按壓時絕對不可以往下壓到薦椎，也就是接近屁股的位置。

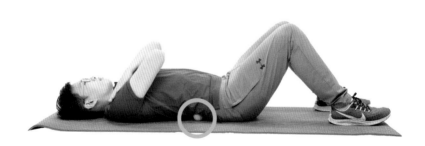

改善骨盆後傾：大腿與腹部的肌肉放鬆

大腿後側肌肉放鬆

大腿後側的肌肉如何放鬆，可參考3-3 p.115與3-7 p.166中的說明。

腹部肌肉拉筋

 STEP 1 臉部朝下趴在瑜伽墊上，將雙手手掌撐在胸口兩側。

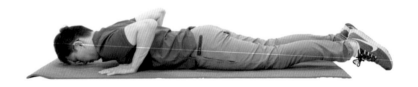

STEP 2 手肘伸直，撐起上半身，過程中在腰部與瑜伽墊間保留空間，避免出現擠壓的感覺，同時感覺到腹部往前後延伸，維持呼吸不憋氣，伸展 30 秒至 1 分鐘，重複執行 2 到 3 次。

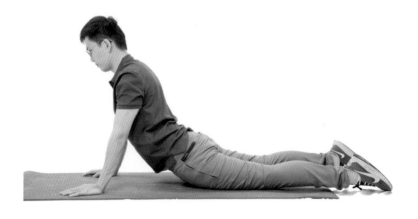

腹部肌肉按摩

按摩腹部肌肉時與其他肌肉不同，必須特別注意力道。由於腹部有許多內臟，包含胃、十二指腸、小腸、大腸、膀胱等，因此不能直接用筋膜球大力按壓。我們可以用比較大的筋膜球或皮球，輕柔且慢速地順時針按壓，可參考5-3中的腹部放鬆 p.289。

控制好骨盆：初階與進階訓練動作

初階訓練：90-90

90-90運動在骨盆底肌訓練、髂腰肌訓練時都介紹過，可說是能鍛鍊到非常多部位的動作，不過注重的細節與進程，會根據訓練的部位而有很大的不同。

 平躺在瑜伽墊上，將雙腳放置於椅子或板凳上，髖關節與膝關節彎曲呈 90 度。雙手置於胸前與腹部。

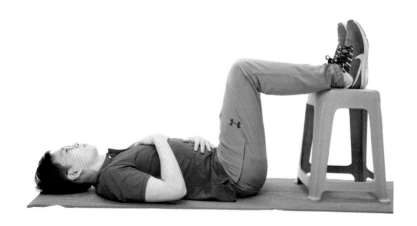

STEP 2

找到骨盆的中立位，並將雙手掌心和手指分別放在髂前上棘與恥骨聯合的位置，確認兩者在同一水平面上。記住現在腰部的位置，將其中一腳慢慢地抬離椅子約 5 到 10 公分，停留 2 至 3 個呼吸，再慢慢回到原位，換腳重複前述動作。隨時確認腹部不會過度出力，腰部不拱起，骨盆不左右歪斜。雙腳各做 5 下為一組，每天做 2 到 3 組。

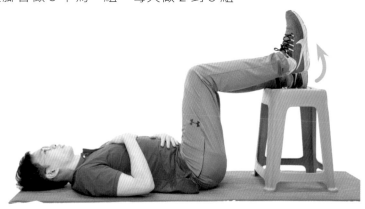

進階訓練：90-90

　　等到熟悉雙腳靠在椅子上的動作後，可以嘗試更進階的懸空版。由於難度較高，因此會用毛巾來協助監測骨盆動作。將毛巾對折兩次後就是理想的厚度。

 STEP 1

第一步驟與椅子版相同，需在腰部下方墊毛巾，但不須椅子。雙手也置於兩旁，示範是為了露出毛巾位置，實際進行不須雙手抱胸。

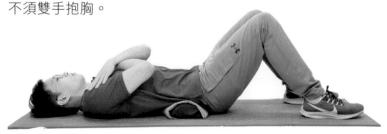

STEP 2

找到骨盆中立位後，記住腰部的位置。接下來一次一腳，依序將雙腳抬起，髖關節與膝蓋彎曲維持約 90 度。維持呼吸與骨盆位置，腰部輕貼毛巾但不緊壓。

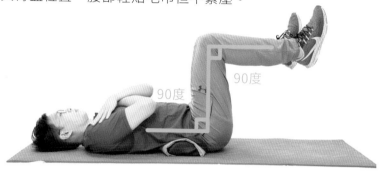

STEP 3

熟悉前一動作後，可挑戰進階加入動態，嘗試將右腳慢慢地伸直、左腳維持原本的彎曲位置，骨盆不移動。此時腰部可能會略為拱起，注意控制骨盆留在原位，腰部輕貼毛巾。右腳伸直後維持約 2 至 3 個呼吸，再慢慢收回，換腳重複前述動作。雙腳各做 5 到 10 下後，一次一腳，將雙腳緩緩放下休息。重複約 2 到 3 組即可。

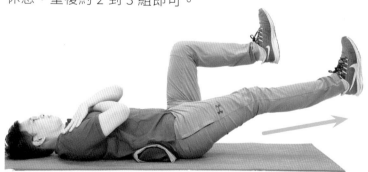

進階訓練：半跪姿

習慣骨盆的中立位後，可以嘗試執行半跪姿的骨盆訓練。

在瑜伽墊上單膝跪地，一腳在前一腳在後。注意前腳與後腳彎曲大約 90 度，身體直立不駝背。

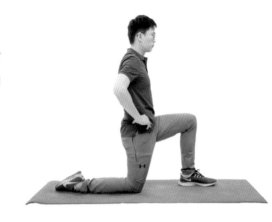

雙手插腰，試著將骨盆前傾、後傾到極限，找到骨盆正中間的位置，可用髂前上棘與恥骨聯合的相對位置確認。觀察髂前上棘的左右位置是否等高。如果無法調整到正確位置，可以嘗試讓較低的骨盆更低一些，再回到正確位置。

維持骨盆中立位約 5 至 10 個呼吸後，可以休息一段時間再重複執行一次，每組約 2 到 3 次。

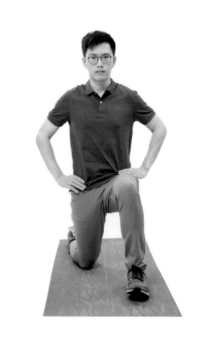

過程中，盡可能避免下半身與骨盆有出力控制的感覺，甚至後腳小腿過度出力、腳趾頭用力頂地都是不行的。如果都無法改善，建議先回到初階訓練強化骨盆周圍的穩定程度。相反的，若覺得異常輕鬆，也要注意是否姿勢做錯，以下是常見的錯誤：

1. **後腳膝蓋沒有跪在髖關節正下方：**
如果身體大幅前傾，那麼跪地支撐的腳就幾乎沒有承重。要避免這個錯誤，可以在支撐腳的膝蓋前方放置一個水瓶，如果動作正確，水瓶應該會貼在膝蓋和大腿上；相反的，如果水瓶無法緊靠膝蓋，就代表身體往前傾。

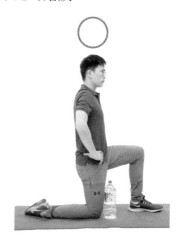

2. **骨盆歪斜：**動作過程中，如果骨盆的高低差太大或是前後傾，就很難達到訓練效果。建議在身側擺一面鏡子，雙手插腰，食指置於髂前上棘上，透過鏡子確認是否有一高一低的狀況發生，同時也能低頭檢查骨盆兩側是否明顯一前一後。如果有這些狀況，可以嘗試調整到同一個水平面，避免做運動時骨盆出現明顯歪斜。

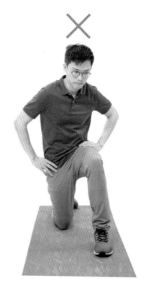

半跪姿進階變化：
前腳踏步

　　這個進階動作的第一步驟與半跪姿訓練相同，而在第二步驟找到骨盆中立位後，將前腳慢慢地抬離地面約1公分。抬起時，承重腳膝蓋維持90度，身體不後倒。前腳離開地面的時間不到1秒是正常的，只要動作過程維持骨盆位置不歪斜即可。重複執行10下後再換腳執行一次，雙腳各做2到3回。

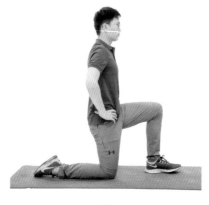

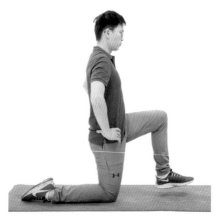

半跪姿進階變化：
增加重量

　　除了前腳踏步外，也可以雙手拿啞鈴或壺鈴，增加訓練的強度。

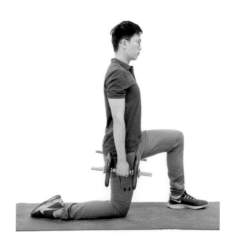

半跪姿進階變化：手臂轉動

　　在半跪姿時，可以雙手十指交扣，手肘伸直、肩膀往前伸，慢慢地向左轉與向右轉，同時維持骨盆穩定不轉動。也可額外用彈力帶綁在手上，做出相同的動作，更進一步挑戰骨盆的穩定。

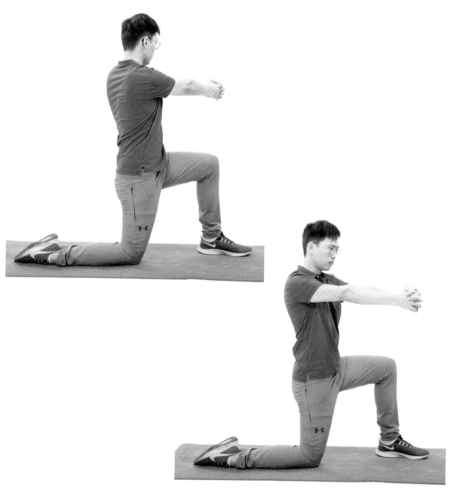

過程中確保骨盆不會跟著手臂轉動。

4-7 久坐不動的現代人，腰痠、臀無力怎麼辦？

　　人類的身體十分有趣，每個地方都負責了一部分的功能，各種不同的功能組合成為一個整體，幫助身體順利運作。就像機器裡的齒輪一樣，當某個齒輪發生問題時，周圍的區域首當其衝，必定會先被影響。臀部與大腿因為久坐少運動的關係，總是扁平無力，容易影響腰椎與膝蓋，這也是為什麼腰痛、膝蓋痛越來越常見。

　　為什麼久坐不動臀部會無力呢？又是怎麼影響腰部呢？在這之前可以先思考一下，平常放鬆肌肉，靠的是拉筋和按摩，而坐著，其實就是對底下的屁股進行拉筋和按摩。上班久坐不像一般運動前的拉筋只有幾分鐘，而是一次就超過八個小時。一到兩分鐘可以讓肌肉放鬆，十小時就不只是放鬆這麼簡單，反而會放鬆過頭，讓被壓住的臀肌超級無力。

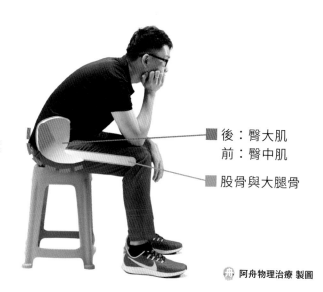

坐姿與臀肌示意圖

臀肌
長期被拉長，
且被椅子擠壓

後：臀大肌
前：臀中肌

股骨與大腿骨

阿舟物理治療 製圖

站直、站挺全靠有力的臀部肌肉！

從肌肉的走向來看，臀肌的功能是幫助我們從坐姿站起來，並維持站姿直立的主要肌肉。如果臀肌無力，不只屁股外觀扁平不美觀，維持直立和站起的主要肌肉無力，會讓前側大腿的肌肉出力；當出力過度時，就會往下影響到膝蓋的髕骨，導致膝蓋疼痛與不適。除此之外，由於功能線筋膜的影響，臀肌無力也會往上拉扯腰部的擴背肌，進而導致腰部不適與緊繃。

骨盆的後側是臀肌，而臀肌包含臀大、臀中、臀小肌，每一條肌肉都對於走路、跑步、登山十分重要。骨盆的前側則是腹肌下緣，幫助穩定整個腹部，由淺入深，包含腹外斜肌、腹直肌（外表的八塊肌）、腹斜內肌、腹橫肌（深層核心肌肉）。大腿的前側是股四頭肌、後側是腿後肌。

腹肌解剖圖

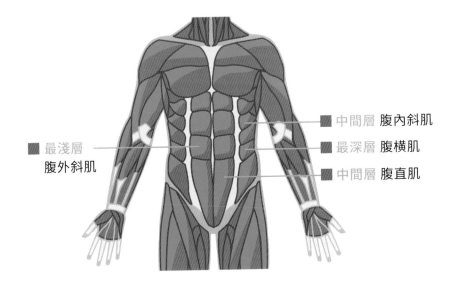

中間層 腹內斜肌

最深層 腹橫肌

中間層 腹直肌

最淺層
腹外斜肌

臀肌解剖圖

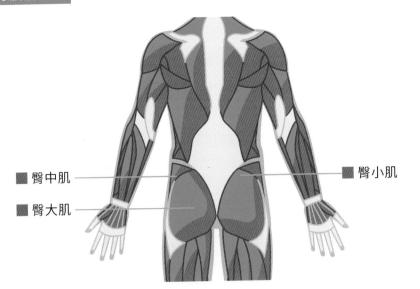

臀中肌

臀大肌

臀小肌

不論是追求夢寐以求的翹臀，還是想跑得更快、跳得更高、蹲得更重，都必須要優先訓練屁股的「臀大肌」。擁有強壯的臀大肌可不只是外觀好看而已，2009年一篇預防醫學的研究[17]發現，臀大肌無力與膝蓋前側疼痛「髕骨股骨疼痛」、膝蓋外側疼痛「髂脛束症候群」、前十字韌帶受損、腳踝不穩相關。如果你有上述症狀，或是常常扭到腳踝的話，就可以試試看臀大肌運動。

　　然而，臀肌訓練百百種，每個教練說的都不太一樣，有人說蚌殼式最有感、有人說深蹲才最有效，到底哪種方式比較好呢？不如聽聽科學怎麼說。在這一節中，我將以〈A literature review of studies evaluating gluteus maximus and gluteus medius activation during rehabilitation exercises〉這篇回顧文獻[18]為根據，並結合我個人的經驗，告訴大家啟動臀大肌的各種動作哪種最有效。

從肌肉走向掌握訓練臀大肌的原則

　　在訓練前，必須先了解臀大肌長什麼樣子。從臀大肌的構造接著了解肌肉收縮的原則，就能從根本了解什麼樣的運動會是訓練臀大肌的好運動。觀察p.254解剖圖可以發現，這條肌肉連結的地方非常多，也是一塊大肌肉，屁股上一整片都是臀大肌，範圍從骨盆的「髂骨」與脊椎末端的「薦椎與尾椎」，到坐著時接觸椅子的骨頭「坐骨」都包含在內。而臀大肌從上方往側下方走，其中有80%連到大腿外側的「髂脛束」，也就是常常導致外側膝蓋疼痛的「髂脛束症候群」元凶，當臀大肌沒力時，髂脛束就會跳出來幫臀肌出力，進而導致髂脛束緊繃甚至疼痛。

臀肌解剖圖

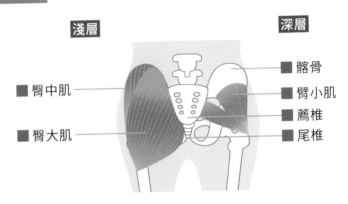

淺層

深層

臀中肌

臀大肌

髂骨
臀小肌
薦椎
尾椎

臀大肌有許多不同的特性：

1. 臀大肌是髖關節最大的肌肉。

2. 臀大肌是髖關節往後伸直跟大腿往外轉最有力的肌肉。

3. 最常用到臀大肌的動作，是身體軀幹維持排列在一直線上，髖關節往前彎屈約 45 度到 60 度的動作[19]。

聽起來很抽象，但其實日常生活中，不論是深蹲到一半（45度到60度），或是上下樓梯、往上爬斜坡、騎腳踏車等都會用到臀大肌。

回到正題，究竟哪一種臀肌訓練動作最有效呢？這篇文獻分析了六篇關於臀肌訓練的的實驗結果，以肌電圖測量肌肉活化程度，並以最大等長自主收縮紀錄（Maximum voluntary isometric contraction）分析了約20種臀肌運動，其中包含常聽到的橋式、棒式、側棒式等。研究發現，最有效率的前五名分別是踏階、反向踏階、靠牆深蹲、單腳硬舉、單腳深蹲。

臀大肌訓練的五大最佳動作

NO 1　踏階　Forward Step-Up

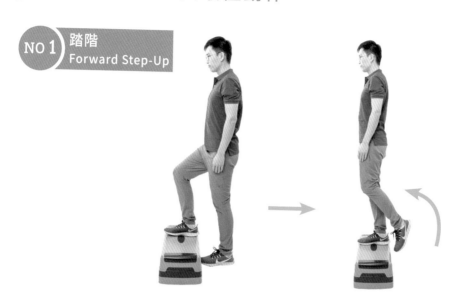

NO 2　反向踏階　Retro Step-Up

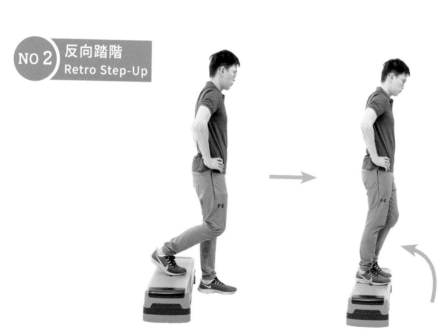

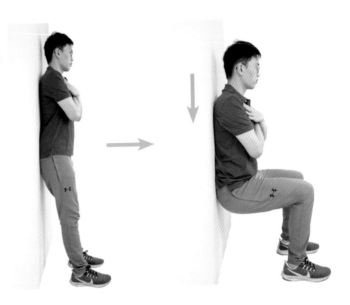

NO 3 靠牆深蹲
Wall Squat

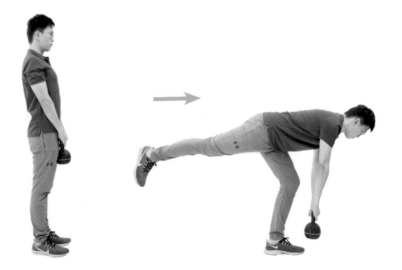

NO 4 單腳硬舉
Single Limb Deadlift

NO 5 單腳深蹲
Single-Leg Squat

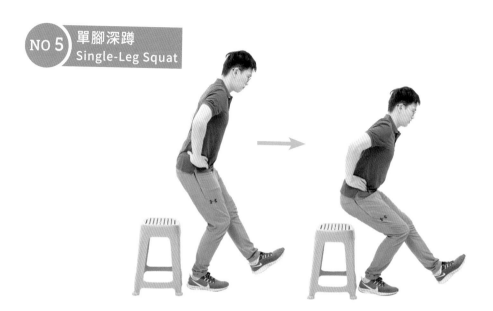

走路時的軀幹穩定器：臀中肌

　　如果臀大肌是身體走路的引擎，那麼在屁股兩側、腰部下方的臀中肌，則是身體的「穩定器」，不管是向前走、向左或向右轉動身體，甚至是倒退走，臀中肌都會讓軀幹和骨盆能穩穩地移動。相反的，如果臀中肌無力，身體和骨盆就會晃來晃去，在醫學上形容這種現象的專有名詞為「Trendelenburg Sign」，就是指臀中肌麻痺或無力時的走路步態表現。

　　亂動的機器一定會提早磨損或毀壞，相同的，亂動的身體更容易發炎。研究發現[20]，當臀中肌無力時，有更高的機率出現慢性腰部疼痛、膝蓋內外側疼痛和足底筋膜炎。如果你已經有這些症狀，或是想要避免這些疼痛，那麼勢必不能錯過「臀中肌運動」。

Trendelenburg Sign

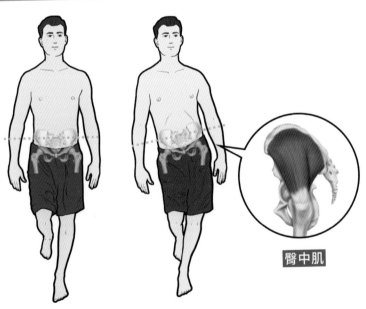

臀中肌

從肌肉走向把握訓練臀中肌的原則

　　臀中肌這條肌肉的連接點比臀大肌單純，是從上面整片的髂骨脊往兩旁連結到髖關節的大轉子。將雙手放在插腰位置後往下移動一些，會發現有一條硬硬的骨頭橫跨身體兩側，這是「髂骨脊」。從髂骨脊往褲縫摸，會摸到硬硬的骨頭，這就是「大轉子」，也就是臀中肌的終點。在髂骨脊和大轉子之間就是臀中肌的位置。

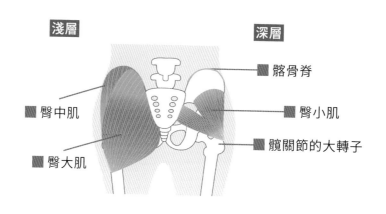

　　如果讓這二點互相靠近，也就是收縮臀中肌會發生什麼事呢？其實就等於將大腿側移的動作，即健身房常看到的單腳側抬。如果固定其中一腳，另外一腳的臀中肌將骨盆往上抬，就是臀中肌啟動的動作。這條肌肉的主要功能是協助骨盆穩定不亂晃，因此也有人認為，任何單腳站立，維持骨盆不動的動作都可以算是臀中肌運動。

　　了解臀中肌的動作原則後，就可以組合各種不同的運動來訓練臀中肌，如果你還不知道從哪裡開始，可以參考文獻中推薦的前五名臀中肌運動如下。

臀中肌訓練的五大最佳動作

NO 1 側棒式
Side Plank

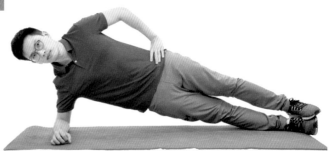

NO 2 單腳深蹲
Single Leg Squat

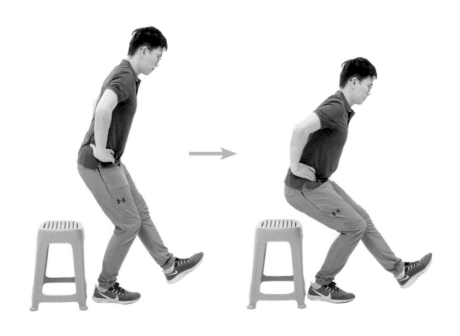

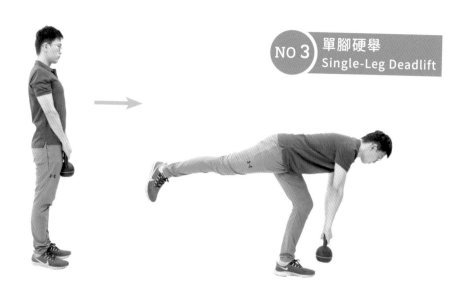

NO 3 單腳硬舉
Single-Leg Deadlift

NO 4 骨盆落下
Pelvic Drop Exercise

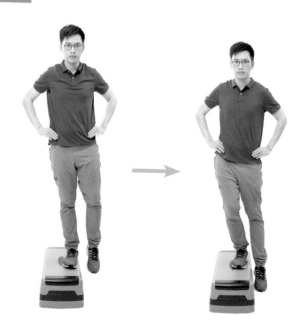

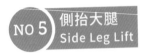

NO 5　側抬大腿
Side Leg Lift

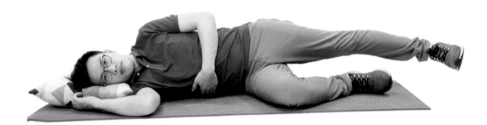

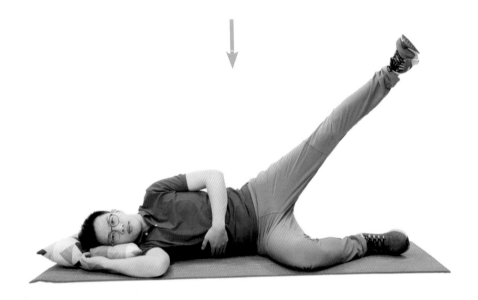

Chapter
5

開始扭轉疼痛的命運

深入了解各部位的常見疼痛，以及該如何預防、緩解後，我們要回到全身，將所有知識與動作融合，成為平時就能在生活中落實的有效訓練。從肌肉、筋膜到呼吸，熟練本章的強化動作，就能讓身體從此遠離疼痛，獲得更好的生活品質！

5-1 萬丈高樓平地起，強化腳底就能擺脫疼痛

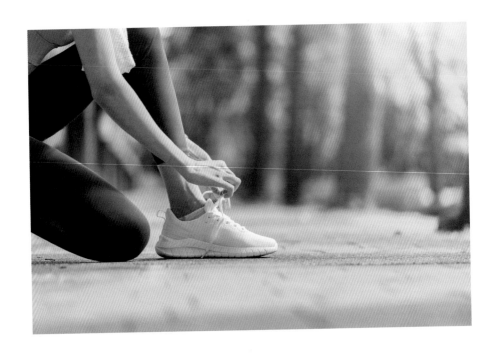

　　腳踝和腳底雖然是身體中最不顯眼的關節，卻有許多膝蓋疼痛或大腿關節疼痛都來自於此！腳底就像是身體的地基，左右身體的穩定度，幫助我們在走路、跑步或是爬山時不會跌倒，在打籃球這類會激烈推擠和需要快速反應的運動中，依然可以穩住身體，不會動不動就受傷。

有些人在反覆扭傷或久坐、久站後，腳踝或腳底的肌肉也開始變得僵硬緊繃。這時候腳底的重心會不自覺往內或往外翻，而不是穩穩地落在中間，或是在站著時，雙腳往外打開的幅度略有不同，這些跡象都代表腳底已經開始出現問題。

▌腳踝卡卡，會導致膝蓋疼痛或足底筋膜炎

腳踝卡住會有兩大影響：喪失緩衝能力、下肢的排列發生改變。兩者都會影響到上方部位，除了腳底筋膜炎或是腳部疼痛以外，也可能導致膝蓋疼痛或是髖關節疼痛。

●訓練足弓，增加緩衝能力

試著想像一下，如果坐在一台輪胎全都爆胎，卻還在行駛的汽車中，會是什麼感覺？不只是汽車難以有效率地前進以外，車輛也會因為沒有輪胎的緩衝能力，而隨著地面起伏不斷震動，讓乘客苦不堪言。

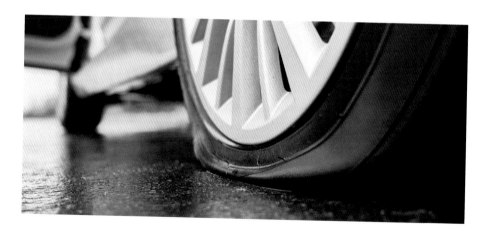

在剛剛提到的情境中，「腳踝」就像身體的輪胎一樣，而重要的內臟就是車上的乘客。若是腳踝卡住，會讓下肢喪失緩衝能力，就像爆胎的汽車一樣，讓地面的反作用力直接往上傳到膝蓋、髖關節，甚至是重要的內臟，這些部位都有可能會因此而受傷。

腳踝為什麼會具備緩衝能力呢？因為骨頭其實並沒有彈性，腳踝也並非全都是由肌肉等軟組織構成，究竟該如何讓骨頭變得有彈性？身體很聰明，創造了「足弓」這個構造，讓硬硬的骨頭組合在一起，加上肌肉與足底筋膜，使雙腳具有彈性。若是腳踝卡住了，就能藉由訓練足弓，讓腳踝重新獲得緩衝能力。

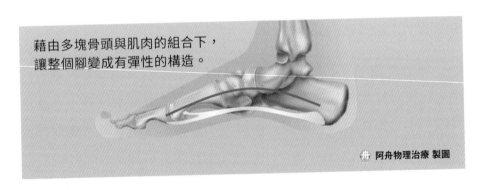

藉由多塊骨頭與肌肉的組合下，
讓整個腳變成有彈性的構造。

🚣 阿舟物理治療 製圖

● 下肢排列的變化，讓你重心不穩！

蓋在平地的房子遠比蓋在斜坡上的房子來得穩定，身體也是相同道理。當腳踝因為反覆扭傷或久坐、久站，導致26塊骨頭有幾塊卡住，就有可能讓腳踝歪向某一邊，進而改變下肢的排列。最常見的就是「膝蓋內扣」！

在第二章，我們曾經測試過「雙腳深蹲」與「單腳跨步蹲」這兩個經典動作。在測試時，許多人的膝蓋不會直直往前移動，而是往內側移動，或是雙腳腳踝會不自覺地往外滑動。這樣膝蓋往內的狀況，被稱為「膝蓋內扣」，有些人甚至會因此而無法正常蹲下，或是重心往後，讓整個身體往後倒。

膝蓋內扣不僅會造成膝蓋內側的肌肉「內收肌群」被拉長，同時也會讓膝蓋外側的肌肉「髂脛束」被縮短。這樣的狀態不一定只有蹲下時才會發生，在走路跨步的同時，都會有一瞬間的歪斜，每踏出一步就會出現。短時間內或許不會有什麼影響，但如果在這樣的狀態下，每天走路、跑步甚至是重訓，就有可能進一步造成各種膝蓋或髖關節的疼痛。最常見的包含膝蓋內側痠痛（就像持續拉筋一樣），或是膝蓋外側緊痛（長期縮短的肌肉造成緊繃疼痛），有些時候甚至會造成臀部肌肉拉長，進而導致臀部或腰部疼痛。

事實上，膝蓋內扣的主要原因，就是腳踝卡住。所謂的「腳踝卡住」，其實是指腳踝與小腿間的連接處，被稱為「足踝關節」的部位卡住。David R. Bell等學者在2013年[1]針對膝蓋內扣的問題找來了32位受試者，進行為期二至三週的實驗，訓練臀肌與髖伸直肌，以及鬆動踝關節活動度。實驗發現，單純放鬆腳踝，膝蓋內扣改善的幅度就將近30~50%，還發現踝關節的角度增加影響最多（具有顯著差異），相較之下，臀肌與髖伸直肌雖然有影響，但不明顯。

所以，腳踝卡住了該怎麼辦？只要簡單三個步驟，就能重新建立健康的腳踝，擺脫下肢疼痛。這三個關鍵分別是：「放鬆腳

踝」、「放鬆腳趾」、「訓練腳底」。腳踝的放鬆方式在3-4 p.124中的「腳踝鬆動」已經介紹過了，在這一節中，我們將著重於腳趾的放鬆與腳底的強化。

減緩其他關節壓力，先從放鬆腳趾開始

你有多久沒注意過腳趾頭了呢？許多人第一次聽到「腳趾關節」的時候，第一反應通常是：「腳趾有關節嗎？」，其實腳趾頭的構造與手指十分類似，可以緊握、鬆開，甚至能做出剪刀狀等精細的動作。

這些腳趾動作對日常生活的走路、跑步、跳躍等都十分重要。以腳趾頭往上翹的動作為例，在走路或跑步時，腳底準備往前推蹬時，腳趾頭（第一蹠趾關節）就像是整個身體的支點一樣，幫助傳遞下肢力量。而腳趾頭打開的動作，則是在跳躍後落地、深蹲或是走路往前

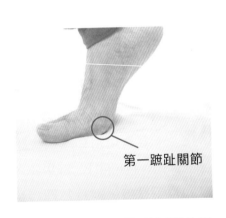

第一蹠趾關節

踏步等動作中，足部承受整個身體的衝擊力時，以併攏到打開的過程形成額外的緩衝能力，幫助我們安全落地而不受傷。

因此，如果腳趾頭卡住了，不論是走路、跑步、跳躍、一般運動，甚至是蹲姿如廁都會受到影響。沒有緩衝能力的腳掌，會讓其他關節承受更多壓力。腳趾頭的放鬆，可以分為腳趾關節和腳趾肌肉兩個部分。

●腳趾關節放鬆

腳趾並非只有一、二塊骨頭，而是像手指頭一樣，有許多的趾間關節，我們要放鬆的是每隻趾頭的近端和遠端趾間關節。只要輕輕抓著末端趾骨，小力往外拉，輕輕向左右轉動，一次執行約30秒左右，十隻趾頭都做過一輪即可。

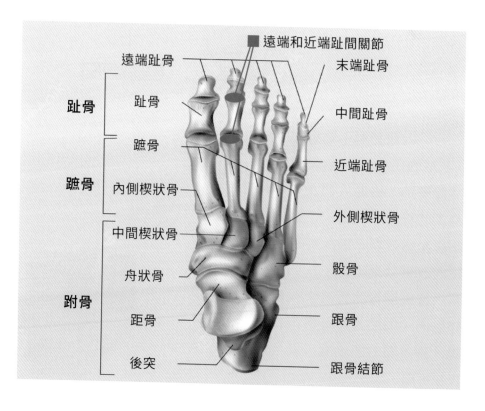

● 放鬆趾間肌肉，輕鬆矯正拇趾外翻

在足部的肌肉中，有二條肌肉控制著腳趾和腳背的穩定，如果這二條肌肉太緊，也會讓腳趾動彈不得。這二條肌肉分別為外展拇肌和內收拇肌。

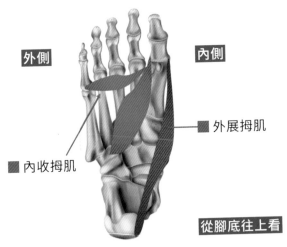

內收拇肌是腳底一條7字型的肌肉，連結大拇趾和其餘腳趾，協助人們在走路或跑步時穩定腳趾頭。不過由於腳底組織較厚，因此從腳底按壓的放鬆效果不彰。我們可以藉由按壓腳背的方式來放鬆這條肌肉。翹起大拇趾與第二腳趾，兩趾間的凹陷處，就是最佳按壓處。

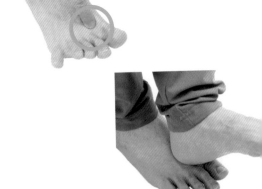

「外展拇肌」則與內收拇肌相反，是打開大拇趾的肌肉，在足弓的內側形成一束。如果有拇指外翻或足部僵硬問題，可能會在按壓時感到緊繃不適。

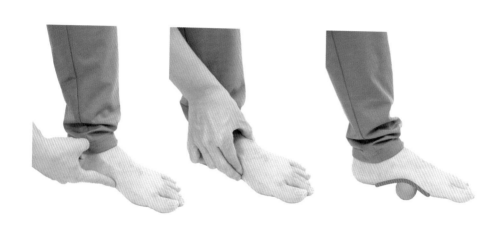

穩定腳踝的訓練動作：縮足運動

放鬆完腳踝與腳趾頭後，就能準備重新建立穩定的腳踝。而在眾多訓練中，縮足運動算是啟動腳踝最有效且最全面的動作之一。縮足，就是將足部縮短，進而撐起足弓。重新建立足弓，對於下肢的排列有著非常重要的意義。2014年的文獻[2]提到縮足運動（Short-foot exercise）能夠有效建立足弓，改善身體姿勢穩定能力，幫助改善下肢排列（膝蓋不內扣、骨盆不歪斜等）。而在另一篇文獻[3]也提到，縮足運動除了有效改善足弓位置、改善扁平足（足部旋前），持續訓練6週後，也能有效改善深蹲的動作表現。

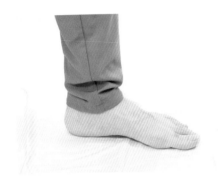 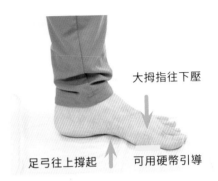

大拇指往下壓

足弓往上撐起　　可用硬幣引導

阿舟物理治療 製圖

　　另一個有趣的發現，我們通常會在腳踝扭傷後執行本體感覺訓練，加強身體的平衡能力，避免再度扭傷或演變成慣性扭傷。然而在一篇2019年的文獻中[4]，研究者透過隨機對照實驗發現，比起一般的本體感覺訓練，以縮足運動幫助腳踝建立足部本體感覺的效果更好，在不穩的平面上有更快的反應，進而改善腳踝的動態穩定能力，讓腳踝扭傷的病人可以盡早恢復日常生活。

　　說了這麼多好處，究竟縮足運動實際上該如何執行呢？對於沒有接觸過的人而言，一開始比較難抓到正確的感覺，也很難確認姿勢是否標準。因此，可以用「坐姿縮足運動」和「站姿縮足運動」來協助熟練動作。坐姿縮足運動作為一開始的入門，可以快速瞭解該如何開始，站姿縮足運動則是進階練習，試著學習在承受身體重力的情況下執行縮足運動，讓這個動作能融入日常生活中。

坐姿縮足運動

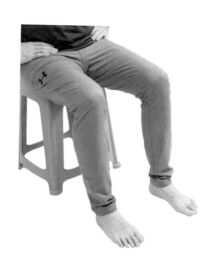

STEP 1

輕鬆坐在椅子或板凳上，注意椅子的高度為身體坐下時膝蓋呈90度，腳底可輕鬆平放於地面，上半身保持直立，不刻意駝背或挺胸。

STEP 2

嘗試將腳踝往內翻（Inversion）和外翻（Eversion），習慣一下腳踝活動的感覺，執行 3~4 次後，嘗試在足弓維持內翻的情況下，大拇趾朝下壓向地板，過程中膝蓋不會因為腳踝的動作而擺動。

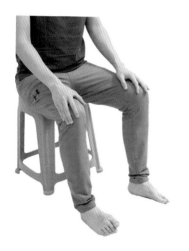

腳踝內翻

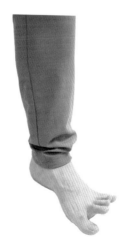

大拇趾下壓

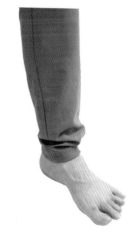

腳趾打開

STEP 3 接著，五個腳趾頭微微打開避免腳趾往內縮，維持 5~10 秒再放鬆。

站姿縮足運動

　　站姿縮足運動比坐姿縮足運動更為困難，有可能剛建立好足弓，又在動作過程中默默塌下去回到平常的位置。因此建議在確實完成坐姿縮足運動，熟悉縮足的感覺後，再執行站姿縮足運動。

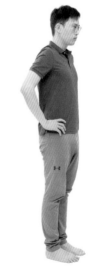

 STEP 1

雙腳輕鬆站立，軀幹保持直立，不駝背也不刻意挺胸。先以一腳執行縮足運動，另一腳放鬆。

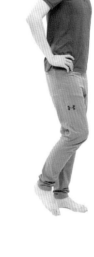

STEP
2

慢慢踮起非訓練腳，只用腳尖著地。訓練腳持續縮足運動，維持呼吸不憋氣。執行約 15 秒後，再慢慢回到原位。持續執行5~10次為 1 組。

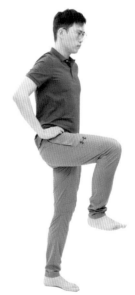

STEP
3

熟悉第二步驟後，可以挑戰進階加入動態。在踮起腳尖後，慢慢抬起非訓練腳的大腿，直到與地面平行，停留約 3~5 秒，再慢慢回到原位。持續縮足運動，抬起的過程盡量放慢，確保動作正確，維持呼吸不憋氣。執行 10下為 1 組，一次約執行 2~3 組。

5-2 消除肌肉記憶：用「動作」矯正「動作」

　　放鬆完關節，肌肉和筋膜也經過放鬆並重新啟動之後，還差什麼才能遠離疼痛，保持健康呢？答案就是訓練「動作」！

　　不知道大家是否都曾有過腳踝扭傷的經驗？不論是激烈運動後的扭傷，還是不小心滑倒扭到腳，儘管疼痛很快就消失了，醫師也說組織已經完全修復，但自從受傷後，走路和跑步的感覺就開始「怪怪的」。有些人可能持續了幾週或幾個月，然而有些人甚至持續了好幾年，一直都沒好是什麼原因？

▍肌肉記憶：身體的動作，大腦會記住

　　動作「怪怪的」，原因就出在「肌肉記憶」。沒錯，就像我們可以輕鬆說出一加一的答案，或是背出自己的電話與身分證號碼，大腦也會不自覺地記憶身體的動作。不管是好的動作或是壞的動作，只要不斷重複，身體就會記住。

　　不過，雖然被稱為「肌肉記憶」，但肌肉本身其實沒有記憶，而是由神經系統控制。身體與大腦，比起複雜的流程更喜歡簡單有效率的流程，好讓我們可以專注在重要的事物上。因此，當神經系

統注意到有特定動作或姿勢持續重複，就會將它們變成一個模組，自動發生。

例如，就像是一開始學騎腳踏車，身體和大腦需要努力維持平衡並同時前進，更不用說還要應付轉彎或是煞車。在重複訓練一定的時間之後，大腦就會把這些事情記錄下來，變成一個簡單的模組，需要的時候就能自動發生。此時，只要一騎上腳踏車，不須多想，身體就會自然而然地開始騎乘。

儘管只是輕微的扭傷，動作還是會出現改變，身體會下意識避開使用受傷的腳踝，讓腳踝充分修復同時避免疼痛。在經過好幾天之後，就會讓身體記住不自覺歪斜、減少使用受傷腳踝的動作模式。「新的肌肉記憶」開始取代原有的肌肉記憶。疼痛越嚴重、發生得越久，或是反覆發生，都會讓這些不好的肌肉記憶越來越深化，也越來越難以改變。不過，或許會有人問，為什麼會說這些肌肉記憶「不好」呢？

代償：肌肉無力，
幫忙的關節與肌肉也會跟著遭殃

身體就像是一個大家庭，儘管各個部位在不同系統或區域間做著不同的事，若有困難也會互相照應，完成身體的任務。當部分組織受傷或是某些肌肉較為無力時，其他的關節或肌肉也會來幫忙。如果只是短暫的或許還好，時間一長了，就有可能造成其他關節或肌肉緊繃、疼痛、不適。

以「臀肌無力」為例，因為久坐不動的關係，臀肌早已忘記該如何有效率地出力收縮，但在日常生活中還是需要臀肌完成腳往後蹬的動作，該怎麼辦呢？既然臀肌不知道如何出力，只要使用會出力的小腿肌肉和大腿後側肌肉，幫忙完成動作就好囉！這樣的狀況一久，就變成習慣，肌肉與肌肉間也形成「肌肉記憶」，長期下來臀肌依舊不會出力，而小腿和大腿後側的肌肉，因為一直出力，開始變得緊繃甚至疼痛，這種現象就是所謂的「代償」。「代償肌肉」是指小腿與大腿後側等「過度出力的肌肉」，而像臀肌這類不會出力的肌肉則稱為「被抑制的肌肉」。單純放鬆緊繃的「代償肌肉」，並不是解決問題的答案。

代償本身並沒有好或壞，但若長期仰賴特定的肌肉或關節，這些被仰賴的區域早晚會發生疼痛或緊繃的問題。

▍建立全新動作習慣，改變錯誤肌肉記憶！

當代償已經變成習慣，錯誤的身體動作變成一種記憶時，怎麼辦？我們必須先放鬆緊繃的肌肉，讓熱心幫忙的肌肉好好休息。接著，啟動無力的肌肉，開始重新學習如何出力，進而由內到外改變姿勢，改善疼痛的症狀（放鬆與啟動的內容會在5-4 p.299、5-5 p.315有更加詳細的描述）。而最重要的最後一步就是重新訓練動作，問題是，該如何有效率地改變動作模式？

面對動作矯正，許多人的第一個想法是：找出舊動作現有的問題，加以修正，再調整各個區域，讓整個動作看起來比較「正

常」。以腳扭傷的狀況來說，扭傷後身體已經習慣歪向一邊，重心也會不自覺壓在健康的腳上，腰部與上半身為了平衡，會扭向一邊，肩膀與手臂則是在走路時以不一樣的頻率擺動。

許多人在意識到這樣的改變後，第一個反應是想將姿勢擺正，來修正原本的不平衡。像是嘗試把身體的重心刻意移到受傷的腳，腰部和上半身試著扭向另一邊，手拉回來一點，彷彿這樣就能「正常」。但是這樣的動作調整方式對動作改變來說，其實是繞遠路。因為動作早已刻在大腦裡，如果要一個一個修，不僅非常沒有效率，而且很有可能讓動作退步。

身體的其他動作，就和寫字習慣一樣，歪斜的動作並不存在於肌肉之中，而是深刻地記在大腦裡。因此，如果要一個一個修正舊有的動作習慣是很困難的，倒不如直接建立一個新的動作習慣，讓大腦與身體可以從中選擇。當身體在面對健康的動作習慣與讓身體疼痛的動作習慣時，會傾向選擇前者作為主要的動作方式。換句話說，我們要讓身體自然而然用「新的動作」取代「舊的動作」。

肌肉記憶測試

只要做一個小小的實驗，就能明白肌肉記憶的概念。

1. 拿出一張紙和一支筆。
2. 先用慣用手在紙上寫上自己的名字。
3. 用手遮住剛剛寫的名字，用非慣用手在它底下再寫一次自己的名字。

將遮住名字的手移開，觀察一下，有什麼發現呢？會刻意用非慣用手練習寫字的人不多，比較一下會發現，儘管非慣用手寫的字比較不工整，但跟其他人寫的字比起來，慣用手和非慣用手的字跡仍然非常相似！

　　為什麼不同手寫出來的字會那麼像呢？2018年的文獻[5]發現，當我們在寫字的時候，不管左手或右手，每一條肌肉收縮的模式和動作習慣幾乎一模一樣，差異僅在於肌肉的細節控制而已。

右手慣用手的受試者

右手書寫　本日の試合はありません

左手書寫　本日の試合はありません

左手慣用手的受試者

右手書寫　本日の試合はありません

左手書寫　本日の試合はありません

資料來源：Hoshiyama, M., Kakigi,R., 1999. Changes of somatosensory evoked potentials during writing with the dominant and non-dominant hands. Brain Res., 833 (1999), pp. 10-19

5-3 找回健康身體：
動作、呼吸、筋膜

前面提到「動作調整」的重要性，在這一節，要來談談另外兩個影響動作的重要元素：「呼吸」與「筋膜」。

▎核心若不穩，全身都不適！

還記得在第一章提過，身體的健康與否，與身體是否擁有足夠的動作選擇權有關。2015年的文獻[6]發現，動作選擇權主要看的是四大要素：動作的覺察、速度、強度與各個方向的控制。這四大要素會直接影響動作表現，同時與疼痛的發生與是否容易復發也有直接的關聯。而這四大要素的好壞脫離不了身體的「核心穩定」，核心穩定好不好，則建立在更基礎的根基上──「呼吸」。

我們都知道核心的重要性，它可以幫助避免腰痛，同時改善運動表現。但大家可能不知道，好的核心還能幫忙身體減壓、同時預防疼痛。試著把一隻手舉起來觀察看看，身體的其他部位不會因為手舉起來而晃得東倒西歪，對吧？一般會認為身體的軀幹是固定的，而手臂肌肉是以不動的肩膀為支點將整隻手舉起來。有趣的是，身體並不像建築物的地基一樣，硬梆梆地嵌在地板上完全不

動；軀幹也不像鋼筋水泥一樣僵硬，而是柔軟有彈性的。那麼身體是如何輕鬆又有效率地把手舉起來呢？關鍵就在於「核心」。

早在1997年的文獻[7]就發現，當手舉起來時，第一個出力收縮的並非肩膀的三角肌群，而是位於腹部的腹內斜肌（Obliquus Internus Abdominis）與腹橫肌（Transversus Abdominis）。這兩條肌肉會在舉手的動作發生前就收縮以穩定核心，好讓身體軀幹能像地基一樣，不會手一舉就垮掉。

如果核心不穩會發生什麼事呢？不穩的地基，會讓肩膀的肌肉除了要負責舉手以外，還需要穩定肩膀，短時間還好，但若是時間一長，就有可能造成肩膀肌肉發炎與疼痛。這樣的狀況，也會發生在髖關節或膝蓋等下肢動作中。在一篇2007年的文獻中[8]，研究者在三年間追蹤了共277名運動員（140名女性；137名男性），統計後發現，核心穩定性越差，膝蓋就越容易產生疼痛或受傷。

深層核心的控制，竟然是靠呼吸？

在這裡必須說明一下，物理治療師所說的核心與健身教練提到的核心，指的是完全不同的肌肉。核心肌肉可以分為「表層核心」與「深層核心」兩種，各有不同的負責範圍。

「表層核心」是產生力量的肌群，也是健身教練常提到的核心種類。它包含腹直肌、腹斜肌、臀肌、擴背肌等，這些肌肉的強壯與否，會與體態和力量大小有很大的關聯。如果熱愛運動，常常重訓、爬山、攀岩等，這些都是必須關注的重點。

「深層核心」則是提供穩定的肌肉，同時是物理治療師常提到的核心種類。它包含了四大核心肌肉：橫膈膜、腹橫肌、骨盆底肌、多裂肌等，與表層核心不同，位於身體的深層。雖然無法輕易用手摸到，卻是人人都必須要訓練的核心種類，因為這些肌肉負責的是日常生活中的身體穩定。我們不會每天都重訓，但一定會每天走路、爬樓梯，甚至是搬東西，這些動作不會用到太多表層核心，而是使用深層核心來穩定脊椎。

深層核心的四大肌肉聯合收縮與控制，就會形成「腹內壓」，可以有效減緩後方脊椎的壓力，進而避免腰痛、肩頸痠痛與下肢疼痛產生。而深層核心位於身體的深層，在沒有特殊儀器的情況下，很難知道這些肌肉是否有好好出力，自然也無法用一般訓練肌肉的方式去訓練。研究發現深層核心的四大肌群至少有三條：橫膈膜、腹橫肌、骨盆底肌，已經被證實與呼吸有直接的關聯，其中「橫膈膜」更是呼吸的主要肌群，如同呼吸的引擎，驅動呼吸發生。

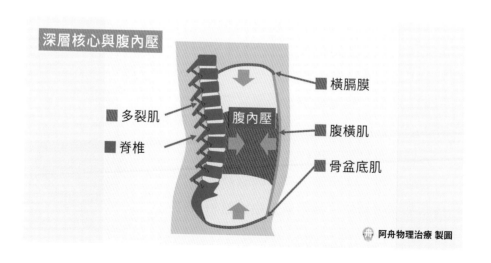

深層核心與腹內壓

橫膈膜

多裂肌

脊椎

腹內壓

腹橫肌

骨盆底肌

阿舟物理治療 製圖

近期也有越來越多研究發現，不同的呼吸方式，可以改變腹內壓的高低，換句話說，**不同的呼吸方式，可以直接影響核心的穩定**。至於到底哪一種呼吸方式，對身體穩定最有效呢？其實目前並沒有定論。儘管大家都希望核心越穩定越好，但核心太穩定（腹內壓太高）反而會讓身體變得僵硬缺乏彈性。儘管對膝蓋、肩膀等周邊關節來說，地基穩定是件好事，但是腰部或下背部容易因為太過僵硬而疼痛。那麼核心不穩定（腹內壓太低）會發生什麼事呢？地基不穩、身體變得軟趴趴，會讓髖關節或是膝蓋周圍的肌肉需要出更多力維持穩定，進而造成髖關節、膝蓋疼痛或足底筋膜炎發生。

接下來要分享能有效控制腹內壓的「Draw-in 呼吸法」，但在練習呼吸法之前，先放鬆相關肌肉可以讓腹內壓（核心）的調控更有效率。

▎呼吸的主要引擎：橫膈膜

「橫膈膜」是整個呼吸動作中最重要的肌肉，也是驅動呼吸過程的主要引擎。如果沒有橫膈膜，呼吸將會變得十分困難。不過，橫膈膜影響的層面不只呼吸功能，近期一篇文獻[9]就提到橫膈膜除了影響呼吸以外，也會改變姿勢穩定性、脊椎減壓、流體動力學、內臟健康和情緒調節等功能。藉由橫膈膜放鬆和呼吸訓練，也能同時改善以上狀況。

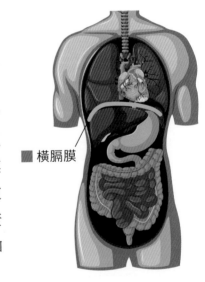

▇ 橫膈膜

橫膈膜位於肋骨下方，與常見一束一束的肌肉不同，是一整片半球形的肌肉，橫跨身體中央，將胸腔與腹腔分開，並連結了胸骨柄、肋骨和腰椎。橫膈膜雖然看起來像是一整片，但從解剖層面而言其實可分為三個區域，每個區域的功能也有所不同：

・肋骨橫膈（Costal Diaphragm）
・橫膈腳（Crural Diaphragm）
・中央韌帶（Central Tendon）

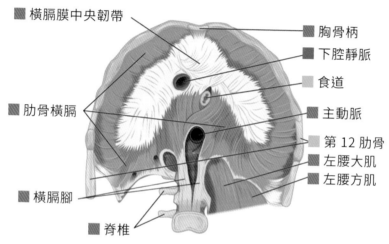

- 橫膈膜中央韌帶
- 胸骨柄
- 下腔靜脈
- 食道
- 肋骨橫膈
- 主動脈
- 第 12 肋骨
- 左腰大肌
- 左腰方肌
- 橫膈腳
- 脊椎

　　雖然一般會把橫膈膜作為主要的呼吸肌肉，但並不是這三個區域都會控制呼吸的起伏。呼吸主要是藉由肋骨橫膈完成，肋骨橫膈旁的橫膈腳則是圍住食道與腸胃之間的通道「賁門」，讓我們能在維持呼吸的情況下幫助食物進入胃中。而「肋骨橫膈」就是接下來要放鬆的目標肌肉。

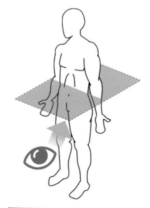

從下方往上看剖面圖

橫膈膜放鬆

橫膈膜放鬆其實一點都不難，依照以下步驟，你也可以找到自己的橫膈膜，慢慢地放鬆。

平躺在床上或是瑜伽墊上，雙腳膝蓋微彎。身體放鬆往頭頂與腳底方向延伸，過程中如果感覺脖子或腰部不適，可以用枕頭墊在下方，或是讓腳底再靠近臀部一些，彎曲膝蓋可以改善不適感。

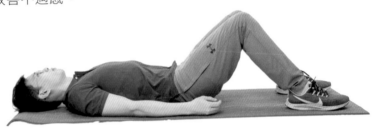

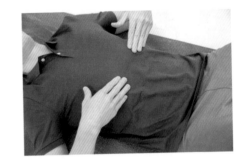

STEP 2

雙手放在肋骨下緣，大約在距離胸口下方一個手掌的距離會摸到「肋骨」與「腹部」，一硬一軟的交界處，這就是要按壓的位置。確認位置後，別急著往下壓，而是往脖子的方向向內按壓橫膈膜。按壓時有緊緊脹脹的感覺是正常的。

STEP 3

持續按壓，維持緩慢呼吸。吸氣的同時，可以稍微放輕按壓的力道，吐氣時則可以按壓得更深，以不會造成不適為主，大約經過 10 到 15 個呼吸即可。

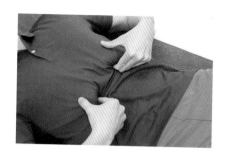

別讓身體變鐵塊：腹部筋膜緊繃

　　現代人工作壓力大，又需要長時間久坐。長期下來慢慢悶出各種的腸胃問題，腹脹、胃食道逆流接踵而來，腹部筋膜也因為久坐變得緊繃不已。腹部筋膜緊繃，不僅會導致腰背部緊繃疼痛，同時也會讓核心變得難以運作。實際觀察解剖圖會發現，儘管我們將穩定軀幹的力量歸功於肌肉之間的控制，但在腹部這個區域，肌肉僅是表層的一層結締組織，內部大多是由內臟所組成。

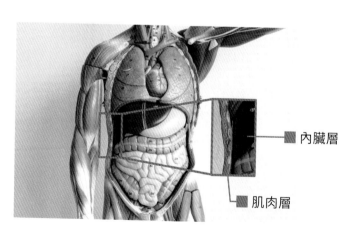

■ 內臟層

■ 肌肉層

從剖面圖就能看得更清楚，脊椎與肌肉儘管覆蓋並支撐著整個軀幹，但若是將身體橫切，會發現這兩者只占外圍的一部分，中央區域則是由內臟填滿。

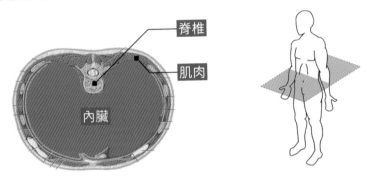

正常情況下，肌肉和筋膜應該會富有彈性，如果內臟筋膜緊繃會發生什麼事？就像用毛巾包裹鐵塊一樣，單純扭轉毛巾十分簡單，但若是包著鐵塊，要扭轉毛巾就會變得十分困難。相同的道理，緊繃的內臟筋膜會讓軀幹失去彈性，同時也會限制呼吸的擴張，就像身體是一個鐵塊一樣，難以扭轉。

此時腹部按摩就顯得十分重要。2020年的一篇系統性回顧[10]發現，腹部按摩不僅能有效改善腸胃功能，還能減少腰圍、避免腹脹的狀況。另一篇以老鼠為模型的文獻[11]也發現腹部按摩可以有效避免腸胃沾黏，讓緊繃的腸胃筋膜恢復彈性。

腹部按摩

STEP 1 平躺在瑜伽墊或床上，雙腳彎曲。將雙手插腰，摸到腰部兩側前方凸起的骨頭「髂前上棘」，接下來將手放在胸口上，慢慢往肋骨和腹部交界移動，就能在外側找到「肋骨下緣」。要按摩的區域就是這四個點圍起來的範圍。

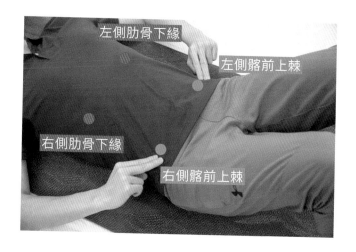

STEP 2 以左下角的腹部乙狀結腸區域作為起點，雙手手指交疊，穩定且緩和地在小範圍順時針按壓。過程中，可使用乳液或是精油降低摩擦力。

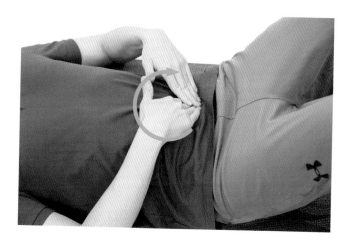

STEP 3 緩慢按壓約 3~5 圈後，持續順時針的小範圍按壓，並以肚臍為中心，讓雙手慢慢地順時針畫圓。大約持續按摩 5~10 分鐘即可。

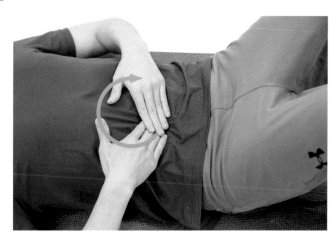

減緩腰痛的方法：Draw-in 呼吸

　　根據Donald A. Neumann所著的物理治療經典《肌肉骨骼系統肌動學復健醫學基礎》，「Draw-in 呼吸法」是能夠減緩腰痛的有效方法，因為它能誘發腹部的深層肌肉「腹橫肌」。Draw-in呼吸法的全名是Abdominal Draw-in Maneuver（ADIM）。這個運動最早在1999年由澳洲科學家所提出，他們發現Draw-in 呼吸法可以誘發兩邊的腹橫肌出力，協助增加腹內壓，進而促進脊椎穩定。

STEP 1 平躺在床上，雙腳微彎。在開始之前先讓自己的身體放鬆，從最末端的手指頭開始，將重量交給地板，感覺身體好像慢慢融進地板。從手指到手肘、肩膀，再到中央的軀幹，下肢也是從腳趾到膝蓋、大腿慢慢放鬆，讓地板接住我們，放鬆整個身體。

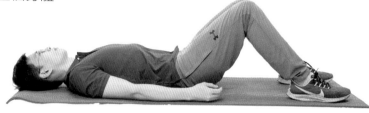

STEP 2 將一手放在肚臍下方的區域，也就是所謂的小腹。不疾不徐地用雙手感覺腹部跟著呼吸起伏，手也跟著放鬆。

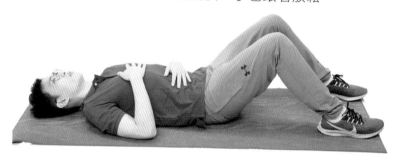

STEP 3 試著將這個區域往地板貼近，類似縮小腹的感覺。將小腹用盡全力往內縮，接著放掉一半的力量，再放掉一半的力量（一開始的四分之一），此時就是剛好的力道。

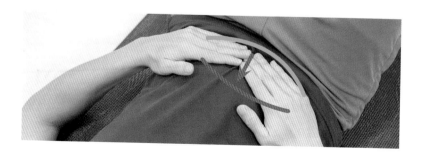

STEP 4 維持這樣的收縮持續 3 至 5 個呼吸,鼻子吸氣,再用鼻子或嘴巴吐氣。吸氣、吐氣的持續比例大約是 2:4,也就是吸氣時心中默數 2 秒,吐氣默數 4 秒,不要憋氣。休息 15 秒,再回到第三步驟,執行 5 次即可。

▎筋膜:潤滑油 × 彈簧 × 支架

有經驗的師傅應該會知道,沒有潤滑油保養的機器,無法撐過每天的反覆運轉和時間的摧殘,很快就會壞掉。身體也是一樣,如果只靠肌肉、骨頭和關節做動作,而沒有中間的介質「筋膜」幫忙緩衝,身體就會像沒有保養的機器,到處都在發炎,關節也很快就會磨損。有效誘發筋膜參與動作或是強化筋膜的韌性,對於減緩疼痛來說十分必要。

不過,筋膜到底在哪裡?前面有提到,吃雞肉時,在肉和皮之間一層半透明乳白色的膜,就是筋膜。然而筋膜並非只有扁扁的一層,如果用顯微鏡細看,會發現它其實是充滿彈性的網狀組織。這樣的結構在身體內部,可以有效減少肌肉快速收縮時的衝擊力,讓動作更順暢;在身體外部就像彈簧一樣,在走路、跑步甚至是跳躍等與環境激烈碰撞的活動時,

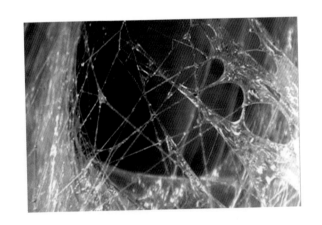

提供緩衝，讓內臟不會因為一次的跳躍而震碎。

如果把筋膜獨立出來看，會發現它與肌肉有很大的不同，肌肉的收縮是各種動作的基礎，例如手臂二頭肌收縮會讓手肘彎曲、三頭肌收縮讓手肘伸直。但包覆在內臟與肌肉外的筋膜呢？筋膜收縮，不是讓我們做出特定動作，而是像羊毛衣縮水一樣收緊包覆肌肉，形成一種支撐與穩定的力量。

儘管筋膜也有收縮的力量，但方向與結果卻和肌肉完全不同，不論是「淺層筋膜」、「深層筋膜」或是「內臟筋膜」都能幫助身體維持穩定。躺下時，為何心臟不會往下掉、二頭肌不會跑到手肘外側？這都是因為有筋膜包覆並穩定肌肉與內臟的緣故。

不過，如果因為受傷或是體溫變化導致筋膜緊繃，會發生什麼事呢？彷彿是穿著小一號的衣服，整個身體變得難以伸展，不只肩膀無法往上抬，腰也彎不下去，身體活動範圍明顯變小，甚至可能會引發不適，讓呼吸變得短促。

▌訓練筋膜的四大關鍵

筋膜對身體動作來說十分關鍵，是介於肌肉、韌帶、骨骼之間的重要介質，提供肌肉與肌肉之間的潤滑，也是身體維持彈性的根本，能讓動作變得更有效率。接下來的問題是，該如何有效地訓練筋膜？

關於筋膜的經典書籍《解剖列車》（Anatomy Trains）作者 Thomas W. Myers，曾經提到訓練筋膜有「四大關鍵」：

●向量（Vectors）

向量，簡單來說就是「方向」的意思。如果想要訓練到「筋膜」，而不只是訓練肌肉，就必須考慮到肌肉與筋膜最根本的差異。從下圖可以看見，肌肉的外形是束狀或條狀，大致上朝單一方向收縮──兩個肌肉附著點互相靠近；而將筋膜拉出來看，會發現它的本體是橢圓形或圓形。筋膜的收縮方式更像氣球往內收縮，是一種360度的收縮方式。注意到了嗎？兩者最大的不同，就是「收縮的方向」。如果想確實訓練到筋膜，就得刻意訓練各種不同角度。

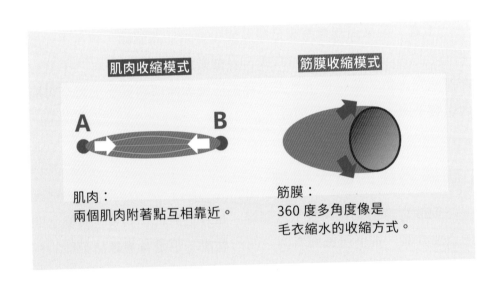

肌肉收縮模式

A　　　B

肌肉：
兩個肌肉附著點互相靠近。

筋膜收縮模式

筋膜：
360 度多角度像是
毛衣縮水的收縮方式。

●補水（Hydration）

水分對筋膜來說十分重要。不只是因為筋膜有三分之二的體積由水分所組成，「水分的多寡」和「水分在筋膜中的型態」也會影響筋膜，讓筋膜產生不同的樣貌。

水分在筋膜中有二種狀態，一種是「結合水」（Bound Water），另一種則是「散裝水」（Bulk Water）。在健康的筋膜中，大部分是由結合水所組成，會與身體中的蛋白質緊密地相互作用，形成一種介於液體與固體之間的穩定物質，狀態類似液晶，讓筋膜充滿彈性，也使動作更有效率[12]。如果筋膜生病了，像是發炎、水腫或累積太多細胞中的廢棄物，筋膜中的結合水就會慢慢變成散裝水，水分子開始自由移動，讓筋膜變得軟趴趴沒有彈性。

該如何讓筋膜充滿水分並維持健康狀態呢？多喝水就可以嗎？喝再多水，如果沒有補在正確的位置也沒有用。筋膜是網狀結構，就像海綿一樣有許多空洞。想像一下，要讓乾燥海綿吸飽水，哪一種方式會更有效率呢？

1.將海綿放入裝滿水的水桶中。

2.將海綿放入裝滿水的水桶中，擠壓海綿，讓海綿吸滿水分。

猜對了嗎？答案是2。如果單純將海綿放在水桶中，會發現除了表層，中間幾乎沒有吸收水分，但如果稍微擠一下，水分就會進入海綿中。

該怎麼「擠一下筋膜」呢？就靠「滾筒或筋膜球按摩」和「拉筋」。近期有越來越多研究發現，當我們進行局部按壓或伸展，會讓大量水分從筋膜中往外擠，乾淨的水分能從周邊重新充滿筋膜[13]，變得健康有彈性。就像把吸飽髒水的海綿放在水桶中用力擠，除了將髒水擠出來以外，也可以吸滿周邊的乾淨水分。

過去有許多人，甚至是部分健身、醫療專業人員，都認為滾筒或筋膜球，可以有效「放鬆」筋膜。但其實近幾年的研究發現，筋膜是非常強韌的結締組織，沒辦法真的藉由簡單的按摩放鬆。既然如此，為什麼按摩後還是會有放鬆的感覺呢？原因有二：一是因為按摩同時能放鬆「肌肉」，在按摩拉筋時，肌肉與筋膜的感覺受器會感到肌肉周圍的壓力變大，接著大腦就會調節周圍肌肉放鬆，讓按過的區域有放鬆的感覺；二是因為按摩拉筋可以讓筋膜從缺乏彈性的乾癟海綿，變成充滿彈性的彈簧，所以按摩之後會覺得整體關節活動度變大，運動更輕鬆。

●拉長（Lengthening）

拉長，也就是拉筋或伸展的意思。伸展的理由就如同上一段的說明，是為了讓筋膜補水。不過究竟是哪一種伸展的效果比較好？一般來說，伸展可分為靜態伸展與動態伸展，詳細的內容可以參考第1-4 p.30。Thomas W. Myers認為動態伸展的效果更好，除了可以有效幫助筋膜暖身，也能藉由筋膜上的感覺受器，讓我們在動態伸展時感知身體的動作，運動時的動作更精準。此外，在動態伸展時，可以嘗試像做瑜伽或皮拉提斯一樣，速度放慢一些。在身體還

沒暖開前（血管還沒擴張，體溫較低，肌肉彈性較差），快速的伸展動作很容易造成筋膜出現微小撕裂與發炎，由於筋膜的血液供應比肌肉少，因此若是發生出現撕裂或發炎，修復也會更緩慢。如果你正準備暖身，建議在動態伸展時速度放慢一點比較好喔！

●彈性（Elasticity）

讓動作充滿彈性的說法好像有點抽象，其實關鍵就在於「緩衝」。當動作方向改變時，如果先經過適當緩衝再加速，就可以讓動作看起來充滿彈性。這張圖可以提供更具體的呈現，圖上方在轉向時，完全沒有緩衝，直接改變方向；圖下方則像是海浪一樣，在快要轉向時，將速度稍微放慢一些，再換方向。

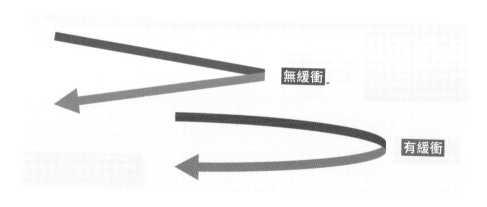

無緩衝

有緩衝

兩者有什麼差異呢？以跑步為例，當腳著地時完全沒有保留彈性或做緩衝，踏地的聲音會特別大；反之，若有保留彈性或做緩衝，聲音會變得比較小甚至聽不見。動作沒有彈性，除了動作聲音比較大以外，地面的衝擊力也會直接往上衝，容易讓關節、肌肉與筋膜受傷。

筋膜與肌肉的關係：踮腳尖與跳繩的差別

「踮腳尖」與「跳繩」這兩個動作十分類似，都是腳踝往下壓（Ankle Plantarflexion）與回正（Neutral Position），然而背後的生物力學模型有很大的差別。在踮腳尖時，筋膜與跟腱並沒有明顯的伸長與縮短，主要是由小腿肌（腓腸肌）做動作；跳繩則與踮腳尖相反，動作主要來自於筋膜與肌腱的拉長與縮短[14,15]，小腿肌沒有太大的長度變化。

過去的研究發現，在進行彈跳動作較多的活動，包括跑步、走路、跳躍等，都可以盡量降低腳步聲的音量，提升筋膜的參與度。在訓練時，我們也可以讓動作「充滿彈性」、「降低音量」，除了避免受傷外，還能提升筋膜與肌肉的參與度。

5-4　打造靈活翹臀：重建骨盆與大腿的啓動訓練

　　從標題來看，這一節的內容好像跟4-7類似，不過兩節的重點完全不同。4-7著重於局部肌肉的「啟動」，但前面已經說明過，受傷之後或是動作模式發生改變時，只啟動肌肉是遠遠不夠的，必須搭配適當的放鬆並加強動作訓練，幫助新的動作模式寫入大腦的記憶體中。因此，在這一節將統整之前提到的所有內容與技巧，完整啟動骨盆與大腿的肌肉，讓髖關節與骨盆更穩定、靈活。這些啟動的技巧包含三大階段：「先放鬆」、「後啟動」、「微重訓」，也可以說是改變動作模式的三大基石。

▋完整啟動下肢肌肉第一步：先放鬆

　　有時候做深蹲訓練，明明要練的是大腿的股四頭肌與臀大肌，然而痠痛的卻是小腿後肌肉，這就是「小腿後側」代償「臀肌與股四頭肌」的現象。這時候如果沒有放鬆小腿肌肉，執意繼續訓練，反而會讓效率大打折扣喔！

　　當身體受傷導致動作發生改變，或是已經開始代償，甚至變成習慣時，首先要做的就是放鬆緊縮的肌肉，才能讓受抑制無力的肌

肉有機會好好出力。代價的肌肉每個人或多或少都略有不同，接下來，統整較常見的三條代償肌肉，可以依照放鬆後的反應自行調整。

● 第一條：梨狀肌　　梨狀肌拉筋：p.223

　　骨盆腔中最常有緊繃問題的肌肉就是梨狀肌，如果臀部區域疼痛、痠麻緊繃，或是大腿後側痠麻緊繃，問題通常都出在梨狀肌。有什麼方法可以放鬆梨狀肌呢？在之前也提過很多次，就是透過拉筋或按摩舒緩，可以參考4-5中的說明。

● 第二條：腰大肌　　腰大肌拉筋：p.211

　　說到久坐導致緊繃的常見肌肉，除了梨狀肌外，就是腰大肌了。腰大肌位於脊椎深層兩側，負責穩定脊椎和髖關節，如果有腰背部緊繃疼痛的感覺，而且是條狀出現，而非廣泛性緊繃，通常跟腰大肌有關係。腰大肌放鬆一樣要靠拉筋和按摩，在4-4中有詳細的說明。

● 第三條：骨盆底肌　　骨盆底肌按摩：p.192

　　骨盆底肌是骨盆核心穩定肌群的重要肌肉之一，如果沒有固定運動的習慣，還長時間久坐、久站，就會導致骨盆底肌無力。無力的肌肉無法透過直接訓練誘發，因此可以先按壓骨盆底肌，再重新訓練這個區域，在4-3中有詳細的說明。

▌完整啟動下肢肌肉第二步：後啟動

　　放鬆完過度出力，容易緊繃的肌肉後，接下來要啟動沒在作用的肌肉。這些肌肉有些在深層的位置（腰大肌），有些則相對表層（臀肌）。淺層肌肉比深層肌肉容易啟動，調整起來也較為輕鬆。因為當淺層肌肉出力時，會明顯有用力感，也可以靠觸摸確認肌肉有沒有變硬，判斷是否確實誘發這條肌肉；相反地，當深層肌肉收縮時，並不會明確感到哪個部位出力或是出現痠痛感，容易找不到出力的位置。所以在訓練深層肌肉時，可使用排除法，如果明顯覺得骨盆以外的部位（小腿、脖子等）或表層肌肉（大腿前側的股四頭肌）出力，就代表做錯，試著先放鬆身體再嘗試一次。

90-90

　　90-90是我最常用來啟動骨盆底肌與腰大肌等深層肌肉的動作訓練之一，可以訓練骨盆與腰部之間的穩定性，詳細內容與一系列的進階訓練可以參考4-4 p.213。

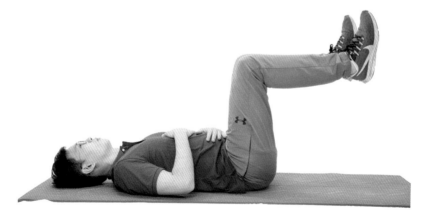

蚌殼式

　　蚌殼式是針對臀肌與梨狀肌的訓練，這二條肌肉都屬於較為淺層的肌肉，因此在訓練時會明顯感覺到臀部出力，其中我尤為偏好靠牆版蚌殼式，以牆壁作為輔助，更容易發現骨盆或腰部在動作過程中，有沒有因為髖關節的動作而跑掉。詳細內容可以參考3-4 p.126中的步驟，熟悉動作後，可以遠離牆壁，嘗試自己控制骨盆與腰部的穩定度。

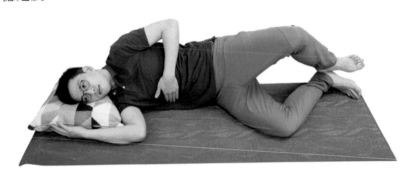

髖鉸鏈：硬舉

　　硬舉對臀肌和骨盆前、後傾的控制來說是非常適合的訓練。如果是有接受教練指導重訓的健身者，可以直接在重訓時加入硬舉來訓練臀部肌肉控制。如果是沒有重訓習慣的上班族，或是自己訓練的健身者，可以參考以下的啟動動作幫助你重新掌握「硬舉」。硬舉是經典的髖關節鉸鏈（Hip Hinge）動作，髖鉸鏈是以髖關節當作軸心，做出髖關節的彎曲和伸直動作。該怎麼做呢？對於沒做過髖鉸鏈的人來說，這個動作可能難以馬上抓到要領，但可以藉由工具來輔助，只需要一根棍子就能讓髖鉸鏈更容易進行。

STEP 1 坐姿啟動

輕鬆坐在椅子上，軀幹挺直，不過度挺胸也不駝背，想像頭上頂著一本書。將桿子直立靠在背部中央，一手在脖子後方輕握，一手則在腰部後方輕握，此時棍子應該會碰到三個點：頭部後方、背部與臀部。

接下來，維持脊椎直立，以髖關節當軸心，身體慢慢地往前傾，過程中棍子不會離開剛剛提到的三個點。

如果腰部後方頂到棍子，或是屁股離開棍子，通常是因為在前傾的過程中駝背。如果一直抓不到感覺，可以重新複習 4-6 p.240 中骨盆前、後傾的控制，再回到髖絞鏈，並在身體往前傾時留意「骨盆前傾」的感覺。

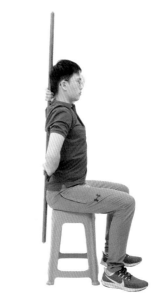

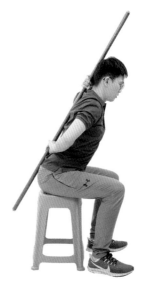

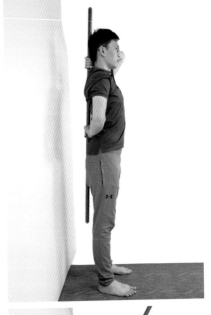

STEP 2　站姿學習

在學會坐姿啟動後，可以嘗試讓下半身一起加進動作中，執行完整的髖關節鉸鏈動作。找到一面牆，背對牆壁站在距離牆壁約 15 公分左右，棍子的位子與坐姿啟動時相同，貼住頭後側、背部、臀部。雙腳略開，膝蓋不鎖死，保持略彎，嘗試將屁股往後靠向牆壁，同時上半身前傾。過程中不駝背、不拱腰，脖子放鬆，慢慢將屁股碰到牆壁，並維持身體與棍子以三點相接。

如果大腿後側有緊繃感，就代表動作正確；如果過程中覺得腰部緊繃，甚至會腰痠，就代表姿勢錯誤。確認動作正確後，嘗試做 8~12 下為一組，一次做 2~3 組，動作過程盡量放慢，確保動作的品質。

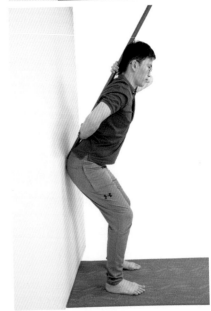

STEP 3　站姿學習之膝蓋控制

在進行髖絞鏈時，若一不注意讓膝蓋的彎曲幅度變大，很可能會變成另一個動作：深蹲。除了自我注意和調整，也可以用板凳（Bench）來限制膝蓋的動作，執行更準確的髖絞鏈。維持輕鬆站姿，雙腳與肩同寬，小腿前側（脛骨）輕觸板凳，屁股往後頂、身體前傾做出髖關節絞鏈動作。過程中小腿或膝蓋維持輕觸板凳直到動作結束，注意不要往前頂。持續約 5~8 次，直到習慣動作的感覺。

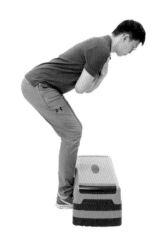

STEP 4　站姿髖絞鏈

在第一步驟中，學會了如何以髖關節當軸心做出身體往前傾的動作，第二步驟加入下肢動作，並學會骨盆重心後移，第三步驟則學會髖絞鏈中膝蓋的控制。最後一個步驟，融合剛剛所學的所有動作，完美執行站立髖絞鏈。動作過程中不需特意拱腰，維持身體直立不駝背，脖子放鬆，持續呼吸不憋氣。做 8~12 下為一組，總共做 3 組。

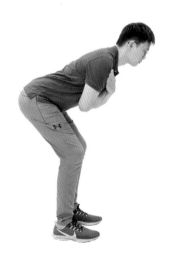

下肢經典動作：深蹲與髖絞鏈的差別

　　許多人剛開始學習髖絞鏈時，會不自覺做成深蹲，或是變成介於髖絞鏈與深蹲之間的四不像動作。雖然看硬舉和深蹲的動作，通常都會覺得兩者的差別很大，但卻不一定能說明具體的差異。其實，最大的差別就在於膝蓋。

　　髖絞鏈的動作主角是髖關節，因此膝蓋和腳踝都不會有太大的位移，膝蓋只是保持略彎不過度伸直；而在深蹲時，主角則變成髖關節和膝關節，兩者皆會出現明顯的彎曲。

　　因此，在進行髖絞鏈時，要注意膝蓋不要過於彎曲，變成深蹲。在動作正確的情況下，小腿應與地面垂直，膝蓋只是微彎，而不會隨著動作的進行越來越彎。

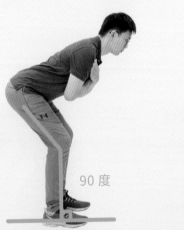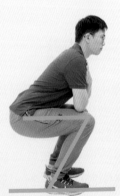

90 度

髖絞鏈：膝蓋略微彎曲、小腿與地面幾乎垂直
深蹲：膝蓋有最大的彎曲

完整啟動下肢肌肉第三步：微重訓

放鬆過度緊繃的肌肉，並啟動無力的肌肉後，可以藉由增加動作難度（從雙腳站立變成單腳站立）或是增加負荷（雙手拿啞鈴或壺鈴）來挑戰剛剛建立的動作模式，讓身體牢記新建立的動作習慣。

半跪姿

一腳在前、一腳在後，單膝跪地的半跪姿是我最喜歡的動作之一，藉由排除腳踝和膝蓋的參與，強迫髖關節承重，直接挑戰髖關節的核心肌群。

別小看這個細節，過去就曾有健身愛好者，儘管深蹲和硬舉動作十分完美，也可以承受一倍體重以上的重量，但在半跪姿時卻顯得東倒西歪，沒辦法撐太久，為什麼呢？因為他在運動時過度仰賴膝蓋和腳踝的控制，造成膝蓋疼痛與不適。儘管在重訓時可以負荷大重量，但若是針對髖關節，就連自己的體重都很難控制。改善方法的詳細說明，可以參考4-6 p.246。

半跪姿→往前站起

熟悉半跪姿動作後，可以在控制髖關節的情況下，讓膝蓋與腳踝參與，增加難度。這個動作與髖絞鏈運動相同，為了確保脊椎維持直立，一樣需要棍子作為工具。

STEP 1

先從半跪姿作為起始姿勢,如果膝蓋壓著地板會有不適感,可以在下方墊枕頭或是瑜伽墊。注意前腳與後腳彎曲大約 90 度,身體直立不駝背。

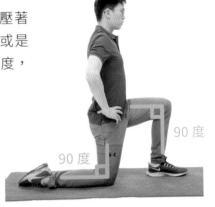

90 度

90 度

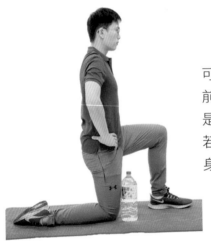

可以將水瓶或是瑜伽磚立在後腳大腿前方,確認膝蓋是否彎曲呈 90 度。若是水瓶能貼合大腿,就代表姿勢正確,若是碰到大腿卻碰不到膝蓋,就代表身體重心過於前傾,膝蓋角度錯誤!

確認姿勢正確後,手拿棍子放在背部中央,一手握在脖子後方、一手握在腰部後方,棍子接觸頭部後方、背部、臀部三個點。若身體不穩,用雙手輕扶兩側即可,以保持安全為主。

STEP
2

維持棍子觸碰三個點，將身體重心從後腳移動到前腳，接下來以髖絞鏈動作的姿勢，讓身體軀幹維持正中，以髖關節當軸心，身體往前傾。

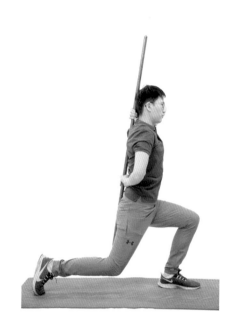

STEP
3

後腳略往後頂，將重心保持在前腳，前腳膝蓋與腳踝呈一直線朝前，慢慢地將身體撐起至站立為止。

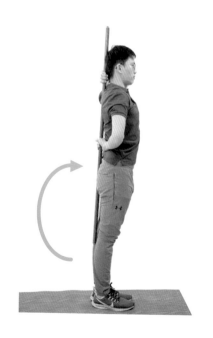

　　如果在從半跪姿到站姿的過程中，很難保持動作品質和維持平衡，可以改用另一種方式訓練。一樣從半跪姿開始，但這次將棍子放在身體前方，雙手往前伸直輕握棍子，將棍子直立在地板上，雙手輕輕施予往地面的力量，重心往前，身體往前傾，接下來慢慢將身體撐起至站立。

● 單腳硬舉

　　單腳硬舉比起雙腳深蹲或其他腳部動作來說，更能有效訓練髖關節動態穩定，並誘發臀大肌、臀中肌與臀小肌發力。在4-7 p.254中提到2012年的一篇系統性回顧，統計了20種常見誘發臀肌的運動，發現單側動作就囊括了前5名（❺單腳深蹲、❹單腳硬舉、❸靠牆深蹲、❷反向踏階、❶踏階）。儘管單側運動是訓練臀肌的好動作，但遠比雙側動作困難許多，除了下肢的髖關節、膝蓋、腳踝控制外，還要抵抗骨盆與軀幹的旋轉力矩，避免動作歪斜，要控制的關節更多。因此建議在剛開始訓練時，不要馬上負重，而是在習慣動作後，再慢慢增加重量，避免受傷。詳細的單腳硬舉訓練在4-5 p.227中有詳細說明。

重建強壯的膝蓋：膝蓋的強化訓練

提到膝蓋強化訓練，你會想到什麼呢？許多人都有各自偏好的護膝運動，像是坐姿抬腿、深蹲、靠牆深蹲、橋式等。不是說這些運動不好，只是觀察這些動作會發現，大多都在訓練大腿前側的股四頭肌或是臀部的臀肌，儘管股四頭肌與臀肌在膝蓋控制時的確有一定的份量，但膝蓋並不是只靠這二條肌肉控制。

就像是在提升汽車的安全性與性能時，只顧著加強引擎的強度與耐力，卻不管方向盤是否可以有效控制轉向，煞車是否靈敏。汽車不能只有馬力大，勢必要有相對應的裝置配合。膝蓋也是一樣，臀肌與股四頭肌就像膝蓋的馬達，驅動膝蓋的動作與承重能力，那膝蓋的煞車和方向盤又是什麼呢？

還記得曾在3-2 p.103提到，膝蓋就像下肢的橋梁或中繼站，由髖關節與腳踝控制。而控制膝蓋的肌肉不只有大腿前側的股四頭肌，也包括後側的膕旁肌（半腱肌半膜肌、股二頭肌）、小腿前側的脛前肌、後側的小腿後肌（比目魚肌與腓腸肌）、膝蓋後方的膕肌等。藉由這些肌肉的精細控制，才能讓我們做出各種不同的下肢動作。

不同肌肉對膝蓋的影響：
下樓梯與下斜坡的差別

　　為了讓大家深入了解不同的肌肉如何影響膝蓋，將以「下樓梯」和「下斜坡」來說明。這二個動作是臨床上常見引起膝蓋疼痛的動作，背後原因卻大不相同。下樓梯時，身體的重量勢必會帶著我們往前方掉（下圖藍色箭頭），如果什麼都不做，就會因此跌倒。為了能慢慢下樓梯而不是往下摔，就需要煞車的力量。

　　第一條煞車的肌肉是股四頭肌，它的功能是伸直膝蓋，如果在下樓梯時完全不出力，鐵定會讓膝蓋快速彎曲而往下跌，這時就需要股四頭肌適當出力，讓膝蓋伸直抵抗身體的重量。就像開車轉彎時，需要適當踩煞車抵抗往前衝的力量，又不能直接煞到底變成靜止不動。

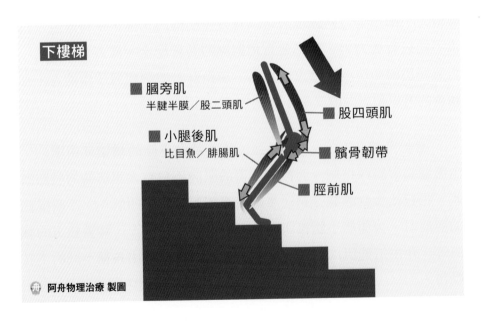

下樓梯

膕旁肌
半腱半膜／股二頭肌

股四頭肌

小腿後肌
比目魚／腓腸肌

髕骨韌帶

脛前肌

阿舟物理治療 製圖

另一條煞車肌肉就是小腿後肌，由比目魚肌與腓腸肌所組成。腓腸肌是一條跨關節肌肉，同時連結一個以上的關節，而剛剛提到的股四頭肌也是一條跨關節肌肉，可以同時控制髖關節彎曲，也能讓膝蓋伸直。腓腸肌從股骨後方的內外側（股骨外髁與股骨內髁）往下連到阿基里斯腱，再往下連到跟骨後側，當腓腸肌收縮時可以幫助彎曲膝蓋和踮起腳尖。

而肌肉有趣的就是，當肌肉收縮時，本質上會讓肌肉二端互相靠近，固定一端，就會讓另一端靠近。在這個情況下，同一條肌肉收縮有時可能會產生完全相反的動作。就腓腸肌而言，在抬腳時，由於大腿接在身體上，遠比小腿重，因此這時大腿作為固定端，腓腸肌收縮會讓膝蓋彎曲；當踏在地板上時，地板側反而成了固定端，因此當腓腸肌收縮時，會將股骨往後拉，反而伸直膝蓋，這時腓腸肌與股四頭肌就成為煞車的主力肌肉之一。此外，腓腸肌的跨關節特性，也讓它同時控制了腳踝動作。

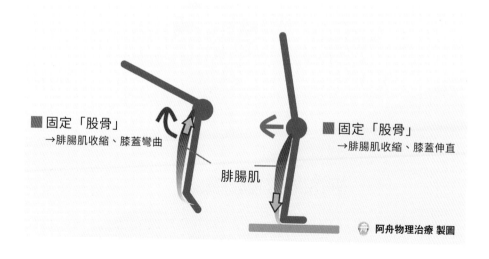

■固定「股骨」
→腓腸肌收縮、膝蓋彎曲

■固定「股骨」
→腓腸肌收縮、膝蓋伸直

腓腸肌

🚣 阿舟物理治療 製圖

至於下坡雖然與下樓梯類似，依舊是以股四頭肌與腓腸肌作為重要的煞車肌肉，但卻有些不同。最大的差異在於腳踩的地方並非平面。下樓梯時，不管是前腳或後腳，都踩在平坦地面上，不需特別控制腳踝；但走下坡時，很難只用腳跟著地，勢必需要腳踝控制整個腳底貼住斜坡，才有最好的摩擦力，讓身體不會失控滾下坡道。兩者的差別就像是在緩坡道與山路開車，雖然兩者都要求煞車和控制方向的能力，但後者比起前者，更需要謹慎控制煞車力道和轉彎弧度，才能安全駕駛。

　　而幫助控制腳板並持續收縮的肌肉「脛前肌」，就是另一條重要的煞車肌。脛前肌從脛骨前方的外側往下方內側連結到足弓最上方（內側楔形骨及第1蹠骨基部內側）。這條肌肉控制的主要動作是腳底板往上翹（背屈），而腳底板往下壓（蹠屈）則是由腓腸肌所

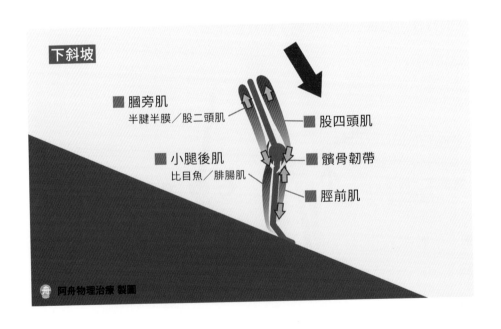

控制。當脛前肌與腓腸肌共同收縮，就能讓我們有效控制腳踝在下坡道時維持平穩地行走。

看到這裡，我想大家都發現到膝蓋的問題遠不止股四頭肌與臀肌那麼簡單。當腓腸肌或脛前肌沒有作用時，下坡的壓力就會全壓在股四頭肌上。短時間內或許還好，但若是像爬山或是需要常常上下樓梯，就會對股四頭肌造成過多壓力。這時就算訓練股四頭肌或是臀肌，也沒有太大的幫助。與骨盆區域的訓練一樣，會分為先放鬆、後啟動、微重訓三大步驟進行，先放鬆緊繃的肌肉，後啟動較為無力的弱勢肌肉，接著藉由增加難度鞏固新建立的動作模式。

┃ 完整重建膝蓋第一步：先放鬆

雖說「膝蓋」是下肢的中繼站，相當於下肢的橋梁，會受兩端影響，然而除了橋梁兩端外，本身的穩定度也相當重要。而髕骨韌帶和膕肌正是控制膝蓋穩定度的重要區域，也是要優先放鬆的對象。

髕骨韌帶放鬆

髕骨韌帶是連結髕骨的軟組織，是膝蓋的關鍵。它位於膝蓋前方區域，藉由髕骨（膝蓋前方突起的硬骨）直接與股四頭肌相連，往下則連結脛骨粗隆，也就是小腿骨上方的前側位置。當大腿前側的股四頭肌出力時，就會藉由髕骨韌帶拉動脛骨，做出膝蓋伸直與彎曲的動作。

它就像在拔河時握的繩子一樣。儘管本身沒有出力，卻能有效

傳遞龐大的力量，進而拉動強勁的對手。因此，放鬆膝蓋的首要任務就是好好保養髕骨韌帶。該如何保養呢？只要適當放鬆就可以囉！

STEP 1

要找到髕骨韌帶的位置，需要找到「髕骨」與「脛骨粗隆」兩個點。用手摸膝蓋前方有一塊凸起的骨頭，這就是髕骨，沿著髕骨摸到最下方，是第一個點。接著找到小腿前側硬硬的骨頭，這就是小腿骨或稱為脛骨，沿著脛骨往上摸到底，在接近膝蓋時會有一個凸起，是第二個點。將兩個點連結起來，就是髕骨韌帶的位置。

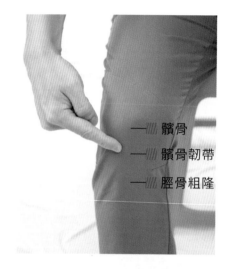

── 髕骨
── 髕骨韌帶
── 脛骨粗隆

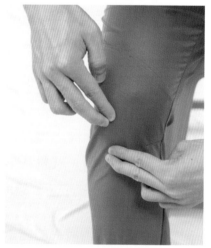

STEP 2

使用直接按壓的方式，慢慢放鬆這條韌帶。在過程中需要注意三個重點：按壓姿勢、按壓方向與放鬆方式。

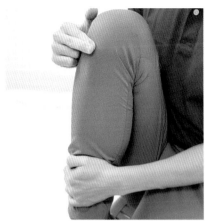

按壓姿勢

在放鬆時，需要維持特定的膝蓋動作。一般來說，需要在韌帶「拉到最長」和「縮到最短」的二種狀況下放鬆。也就是將膝蓋彎曲到底，和盡可能伸直的情況下按摩韌帶。

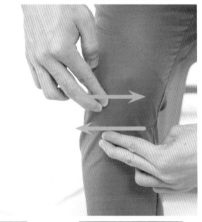

按壓方向

按壓時切記不要隨便亂揉，而是垂直韌帶走向輕輕地按壓。髕骨韌帶是直直地從髕骨連結到脛骨粗隆，代表按壓的方向相當於垂直小腿方向輕輕地按壓。

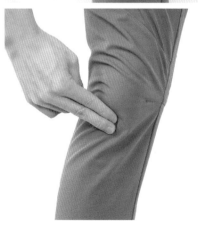

放鬆方式

從上往下，找到緊繃或是疼痛的點，按壓大約 30 秒至 1 分鐘的時間，維持稍微有點疼痛的感覺即可。

膕肌放鬆

膕肌是位於膝蓋後側的小肌肉，儘管比股四頭肌小很多，卻身負精確控制膝關節動作的重要任務，說是膝蓋的核心肌肉也不為過。如果膝蓋受過傷、下肢肌肉過度緊繃或無力，都有可能會讓膕肌需要更用力控制膝蓋，代償其他無力的肌肉，久而久之就會讓膕肌變得緊繃，進而造成膝蓋區域緊繃。關於膕肌的詳細介紹與放鬆方式可以參考3-2p.115。

腳踝放鬆

腳踝就是整個身體的緩衝器，像汽車的輪胎一樣扮演要角。除此之外，腳踝卡住也與膝蓋疼痛常見原因的「膝蓋內扣」有直接關聯，因此在臨床上如果遇到膝蓋疼痛的病人，我首先就會確認他的腳踝有沒有問題。腳踝是如何影響下肢與膝蓋，在5-1 p.264中有詳細的說明，也能參考5-1中放鬆腳踝的方式。

除了膝蓋，
更要放鬆控制膝蓋動作的主要肌肉

　　放鬆完膝蓋周圍的韌帶、肌肉，以及放鬆腳踝後，就可以一一放鬆控制膝蓋動作的主要肌肉，包括大腿前側的股四頭肌、大腿後側的膕旁肌、小腿後側的小腿肌、小腿前側的脛前肌等。儘管放鬆所有肌肉要花一段時間，卻能有效舒緩膝蓋壓力。每條肌肉的放鬆方式可以參考下方頁數或說明：

● 股四頭肌放鬆　　股四頭肌拉筋：p.114／按摩p.137

● 膕旁肌放鬆　　膕旁肌放鬆：p.115／按摩p.167

● 小腿肌放鬆　　小腿肌拉筋：p.115

● 脛前肌放鬆　　脛前肌拉筋：p.320

　　脛前肌是一條位於小腿前側的肌肉，負責腳底板往上翹的動作。放鬆脛前肌對走下坡會出現膝蓋疼痛情況的人，有很好的改善效果。

再也不害怕走下坡：脛前肌的放鬆與按摩

　　常見的脛前肌拉筋方式有三種，程度略有不同，可以根據自身狀況選擇較為輕鬆舒服的方式。

站姿拉筋

輕鬆站立，身體直立不駝背。

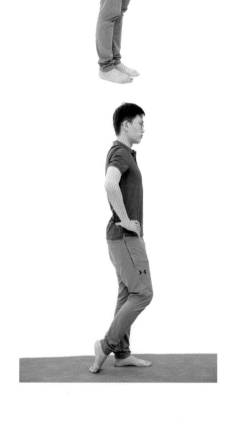

將腳背輕輕抵住地板後下壓，過程中腳踝不往兩側偏。此外，因為脛前肌與腳趾沒有相連，因此也不需刻意彎曲腳趾。

壓到底後，應該會覺得小腿前側緊繃，維持這樣的感覺，約 30 秒至 1 分鐘為 1 組，一次做 2 到 3 組。

坐姿脛前肌拉筋

坐姿脛前肌拉筋可說是三種方式中最方便的一種，不須刻意起身，也不需要太大的活動空間，坐在椅子上就可以輕鬆做到。坐姿脛前肌拉筋與站姿要注意的重點相同，只有姿勢不同而已。

輕鬆坐在椅子上（不要使用會滑動或是過軟的椅子），身體直立不駝背。

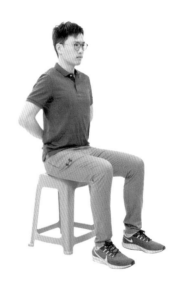

STEP
2

將腳背輕輕抵住地板後下壓，過程中腳踝不往兩側偏，也不需刻意彎腳趾，因為脛前肌沒有連結腳趾頭。

STEP
3

壓到底後，應該會覺得小腿前側緊繃，維持這樣的感覺約 30 秒至 1 分鐘為 1 組，一次做 2 到 3 組。

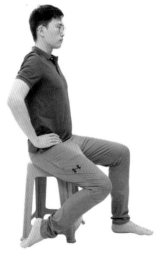

跪姿脛前肌拉筋

　　這個方式是使用整個身體的重量往下壓住腳踝，過程要十分小心，注意不要給腳踝和腳底過多壓力。

在瑜伽墊上呈四足跪姿，保持腳踝位置正中，不往內或往外。屁股慢慢往後坐，直到完全坐在腳跟上，此時會感到小腿前側略微緊繃。手慢慢離地，身體保持直立，如果覺得膝蓋或是腳背前側壓力過大，可以回到覺得有點緊繃的位置。

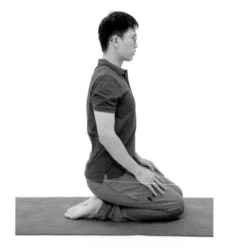

維持這樣的拉筋姿勢，約 30 秒至 1 分鐘為 1 組，一次做 2 到 3 組。

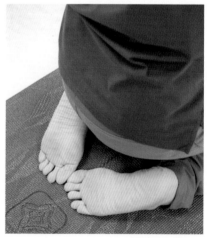

脛前肌按摩

脛前肌的按摩十分簡單，只要找到脛前肌按壓放鬆即可。

STEP
1

將手放在小腿前側上方，會摸到
一塊硬硬的骨頭，往下延伸到整
個小腿也就是脛骨。脛骨外側就
是脛前肌的位置，將腳板往上
翹，可以感覺到這條肌肉變硬突
起。

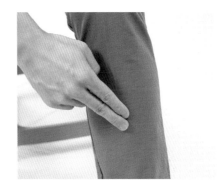

STEP
2
用手沿著脛前肌慢慢按壓，也可以使用滾筒或筋膜球，或是
做類似跪姿脛前肌拉筋的動作。

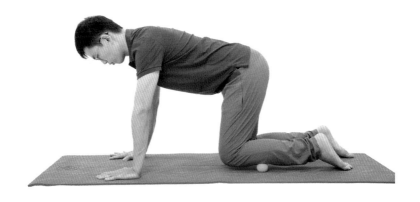

STEP 3　按摩一次約 30 秒至 1 分鐘為 1 組，一次做 2 到 3 組。

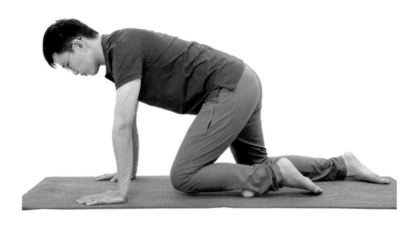

▎完整重建膝蓋第二步：後啟動

　　這本書中多次強調「膝蓋是下肢的中繼站與橋梁」，因此在啟動膝關節時，不僅要訓練膝蓋周圍的區域，也要針對髖關節與腳踝一一啟動，才會有最好的效果。

髖關節啟動

　　髖關節啟動的動作百百種，這裡列出兩種可以有效啟動臀肌的動作，幫助肌肉快速進入狀況。

1. 蚌殼式

　　蚌殼式是能有效訓練臀肌與梨狀肌的動作，詳細內容可參考3-4 p.126的「靠牆版蚌殼式」。熟悉動作後，可以遠離牆壁，嘗試自己控制骨盆與腰部的穩定度。

2. 髖絞鏈

　　髖絞鏈不僅能有效啟動臀肌，同時也是大腿後側肌肉的動態拉筋，能夠有效舒緩緊繃感，進一步減少膝蓋壓力。能夠同時達成這兩個效果的動作不多，如果已經熟悉髖絞鏈的感覺，不妨將這個動作加入平常的運動菜單中，詳細說明可參考5-4 p.302。

膝關節啟動

　　這裡列出的兩個膝關節啟動姿勢十分常見，網路上也很容易查到相關教學。不過我們在動作中加入了許多變化，讓膝蓋的訓練更有效。

1. 坐姿靠牆抬腳

找到一張沒有椅背且高度適當的板凳，靠在牆邊。坐在板凳上，盡量將後背靠在牆上。板凳的高度會讓我們在坐下時，膝蓋呈90度，腳板輕鬆踏在地面上。

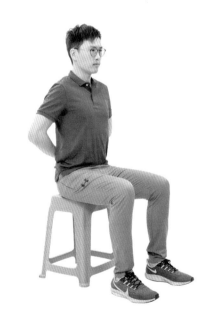

STEP 2

其中一手置於腰部後方。當腰椎曲線正常時，腰部與牆壁的間隙應該可以剛好放入一個手掌，如果不確定，可以回顧 4-6 p.230，重新學習如何找到骨盆正中位。

STEP 3

維持手掌輕輕夾在腰部與牆壁間的狀態，慢慢地伸直一隻腳，直到小腿平行地面，伸直至少 5 秒後再慢慢放下。過程中可能會發現腰部往後壓，骨盆出現後傾的狀況，這時務必控制骨盆維持正中位。整個過程執行 8 次為 1 組，重複執行 2~3 組。

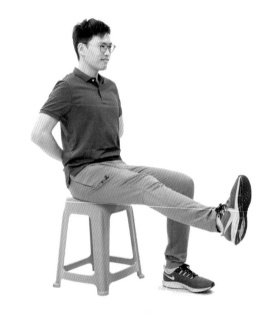

TIPS

　　一般來說，小腿平行大腿，或兩者夾角小於 10 度是正常範圍。如果無法達成，可能是大腿後側肌肉太過緊繃，可以先放鬆大腿後側後再重新嘗試，不過也有可能是因為膝蓋與骨盆控制不佳。

2. 靠牆蹲下

靠牆蹲下與坐姿抬腿有些類似，都需要靠牆，不同的是，這個動作是訓練整個下肢與骨盆間的穩定，只需輕微蹲下即可。

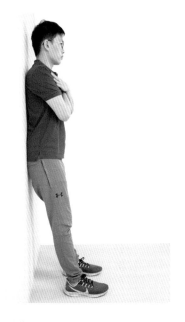

STEP 1

以站姿將身體輕靠在牆壁上，雙腳腳跟距離牆壁約 15 公分。雙手抱在胸前，背部與臀部接觸牆壁。腳踝朝前，不往內或往外。

STEP 2

維持脊椎曲線不變，往下蹲至髖關節彎曲 45 度，過程中腰部不往後。停住約 2 至 3 秒後再慢慢回到原位。站起的過程中，腰部可能會略微拱起，此時依然要控制腰部的狀態。持續約 8 至 12 次為 1 組，一次做 3 組。留意蹲下與站立過程中膝蓋不往內扣或外開，維持膝蓋、腳踝朝前的姿勢，如果姿勢變形須及時調整。

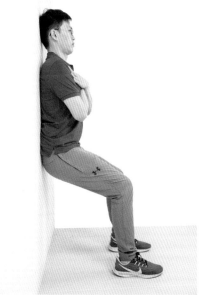

踝關節啟動

在眾多踝關節啟動動作中，我最常用的是腳跟下落運動（Heel Drop Exercise），不僅是小腿肌的動態拉筋，也是訓練小腿肌的好方式。這個動作又有二種常見變形，分為彎曲膝蓋與伸直膝蓋的腳跟下落訓練，分別針對小腿肌肉的比目魚肌與腓腸肌訓練。不管是哪一種，在過程中，都需要確實伸直膝蓋和固定膝蓋的彎曲角度，才能有效訓練腳踝的控制。

1. 腳跟下落（膝蓋伸直）：腓腸肌訓練

首先，站在向上的樓梯前方，或是面向階梯其中一階，一手扶著樓梯把手或放在穩定的位置，將雙腳的前三分之一踩在階梯上，後三分之二懸空。

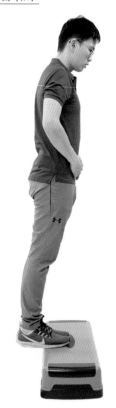

STEP 2

輕扶把手,維持身體直立不往前傾,在膝蓋伸直的情況下,慢慢地讓腳跟盡可能往下壓。到極限後,不停留直接往上將腳尖踮起,停留 2 秒,再慢慢地讓腳跟落到最低。往下的過程中,動作速度盡量放慢,往上時可以略快一些。需特別注意動作過程中膝蓋伸直,大腿肌肉不會過度用力。約做 8 至 12 下為 1 組,一次做 3 組。

註:實際進行請手扶支撐物,保持安全。

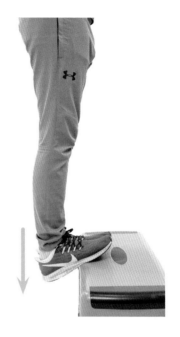

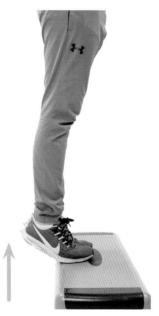

2. 腳跟下落（膝蓋彎曲）：比目魚肌訓練

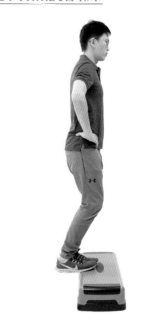

STEP 1

比目魚肌訓練與腓腸肌訓練類似，僅差在膝蓋的彎曲或伸直。站在向上的樓梯前方，或是面向階梯其中一階，一手扶著樓梯把手或放在穩定的位置作為支撐，將雙腳的前三分之一踩在階梯上，後三分之二懸空。

STEP 2

輕扶把手，維持身體直立不往前傾，在膝蓋微彎的情況下，慢慢地讓腳跟盡可能往下壓。到極限後，不停留直接往上將腳尖踮起，停留 2 秒，再慢慢地讓腳跟落到最低。往下的過程中，動作速度盡量放慢，往上時可以略快一些。重複執行 8~12 下為 1 組，一次做 3 組。

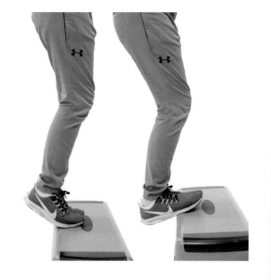

這個動作最難的點在於固定膝蓋的彎曲角度，並保持大腿肌肉不會過度用力。為了確保膝蓋角度不變，可以用另一手拿棍子或板子放在膝蓋前方，輕觸膝蓋，確保動作過程中不會離開。通常在腳跟往下時膝蓋會不自覺變得更彎曲，踮腳尖時則會不自覺伸直，需特別留意。

完整重建膝蓋第三步：微重訓

膝蓋微重訓的原則與骨盆訓練十分類似，目標不在於訓練肌肉，而在於訓練「動作」。目的是重新回到自己的身體，掌握身體的動作，因此一開始並不需要加上任何重量，動作也不會太繁複。可以等到掌握動作之後，再慢慢提升難度。

在訓練膝蓋時，我們會嘗試讓膝蓋維持在固定的角度，並活動周圍關節，挑戰膝蓋的控制能力。

蜻蜓點水

蜻蜓點水這個動作在於訓練側的軀幹、骨盆、髖關節、膝蓋、腳踝維持不動的情況下，僅移動非訓練側的腳來挑戰半邊的控制能力。儘管需控制的區域不算少，但移動的關節僅有非訓練腳，算是難度略低的動作。

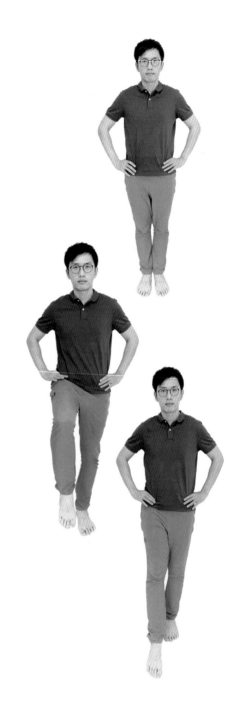

STEP 1

雙手插腰輕鬆站立，保持腳踝與膝蓋朝向正前方，不往內或往外偏移。上半身維持直立，不往前傾。

STEP 2

抬起其中一腳，維持骨盆位置不變，上半身直立不駝背，保持呼吸不憋氣。站立腳保持膝蓋微彎，膝蓋與腳踝持續朝前。懸空腳緩慢往前延伸，直到腳趾頭輕碰前方地板後，停留約 2 秒再回到原位。接著往外側、後側重複相同動作，最後回到起始位置。過程中動作速度放慢、力道放輕。

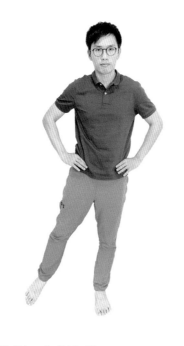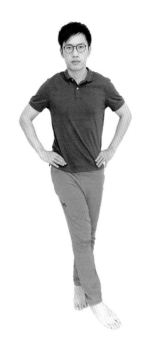

STEP
3

前方、外側、後側、內側各點一
下為一次，5~8 次為 1 組，一次
做 3 組。

單腳硬舉

　　單腳硬舉是蜻蜓點水和雙腳硬舉的進化版，除了訓練膝蓋和腳
踝外，因為也移動到其他關節，要維持姿勢不變的難度就會更高。
建議剛開始訓練時，不要馬上就負重，而是在習慣動作後再慢慢增
加重量，避免受傷。詳細的單腳硬舉訓練內容，可以參考4-5 p.227
中的說明。

本體感覺其實不只是平衡訓練

　　有些人將本體感覺訓練視為平衡訓練，這種訓練的目的大多是為了避免腳踝慣性扭傷，可以有效幫助腳踝小肌肉與下肢的控制。不過，在一篇系統性回顧[16]中，統計了51篇單純執行本體感覺訓練的文獻，發現該訓練不僅能有效改善腳踝關節不穩（平均改善率34%），同時還能有效減緩輕度到中度的膝蓋疼痛，改善效果從42%到完全不疼痛的100%，平均有61%的成果。

　　在臨床上也發現，許多小腿緊繃或膝蓋疼痛的問題，不只是肌肉發炎或緊繃那麼簡單，有些人可能是因為本體感覺能力較差，導致許多肌肉不自覺出力，進而產生疼痛。

5-6 整合全身動作：
連結腿、膝蓋與腳踝

　　在本書最後一節中，不會再明顯區分大腿、膝蓋、腳踝等不同關節，也不會加入新的動作。回顧並統整前述所有章節提到的重點，一一整合，讓動作不再只是一團散沙。在討論膝關節的第三章，提到了腳踝與膝蓋朝前不內扣的重要性；第四章，理解了骨盆中立位的控制與骨盆底肌的啟動；第五章關於踝關節，我們認識如何用縮足運動重新建立腳踝的穩定，並學會Draw-in 呼吸法。

　　這一節會將這些重點整合應用在動作中，你也可以自行將這些訣竅融入平常的運動動作中。以下內容都是以無負重的狀態為主，等到掌握要點後，再慢慢增加重量。如果原先就有重訓的習慣，可以先將重量降低，加入這些要點，等熟悉後再慢慢回到原先的重量以確保安全。

雙腳硬舉 p.302

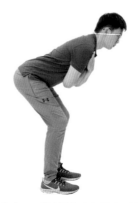

STEP 1　雙腳微開，輕鬆站立，腳踝與膝蓋朝前，作為準備動作。如果腳踝有壓迫感，可以稍微打開。軀幹直立，不駝背也不挺胸，找到骨盆中立位，雙腳執行縮足運動，啟動 Draw-in 呼吸、骨盆底肌。

STEP 2　想像以髖關節當作動作的軸心，在膝蓋不鎖死的情況下，屁股慢慢往後推，身體同時往前傾，直到大腿後側有緊繃感。

STEP 3　過程中不需特意拱腰，維持身體直立不駝背，脖子不用力，骨盆底肌收縮，持續縮足。維持 Draw-in 呼吸不憋氣。連續做 8 至 12 下為 1 組，一次做 3 組。

TIPS

　　動作過程中不應該出現腰部受力的感覺，脖子也不會出力，而動作到定位後應該會感到大腿後側略微拉緊，如果抓不到感覺，不追求一次到位，先放掉縮足、回到正常呼吸，也可以放掉骨盆底肌，先確保骨盆動作與膝蓋、腳踝動作正確，再依照步驟慢慢加入別的動作。

單腳硬舉 p.227

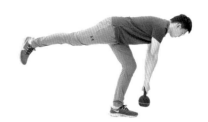

STEP 1 雙腳與肩同寬，雙手置於大腿兩側並輕鬆站立作為準備動作。膝蓋維持微彎，不過度伸直，雙腳腳踝與膝蓋朝前。如果腳踝有壓迫感，則可稍微打開。身體直立，不駝背也不挺胸。找到骨盆中立位、雙腳執行縮足運動、啟動 Draw-in 呼吸、骨盆底肌。

STEP 2 將非訓練腳往後推，想像腳跟在推一面牆，保持膝蓋伸直不彎曲。承重腳膝蓋維持微彎。身體軀幹與大腿平行，並順勢緩慢往前，想像有一條線拉住頭頂與腳底，往兩邊延伸，直到身體軀幹與地面接近平行。過程中骨盆維持不旋轉，並注意站立腳的膝蓋與腳踝皆朝向前方。

STEP 3 維持 2 至 3 個呼吸再慢慢回到準備動作。重複 8 至 10 下為 1 組，一次執行約 2 到 3 回。

TIPS

　　如果覺得難以達成，可以縮減動作幅度，不需要追求軀幹達到完全水平。如果不是因為做不出動作，而是無法顧及這麼多區域，不用追求一次達成，先放掉骨盆底肌、回到正常呼吸，也可以放掉縮足，等確保動作品質後，再依照步驟慢慢加入別的動作。若覺得太過簡單，則可以讓對側手握啞鈴或壺鈴負重，以增加訓練難度。

蜻蜓點水 p.331

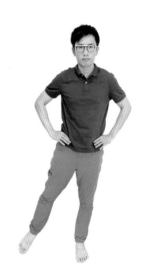

 STEP 1
雙手插腰輕鬆站立，軀幹直立，不駝背也不挺胸。找到骨盆中立位。接著雙腳膝蓋微彎，腳踝與膝蓋朝向正前方，不往內或往外偏移。

STEP 2
抬起其中一腳，維持骨盆中立位置。承重腳執行縮足運動，啟動 Draw-in 呼吸、骨盆底肌。上半身盡量維持直立，保持呼吸不憋氣。站立腳保持膝蓋微彎，膝蓋與腳踝持續朝前。將懸空腳緩慢往前延伸，直到腳趾輕碰前方地板後停留約 2 秒再慢慢回到原位。接著再往外側、後側、內側重複前述動作，過程中盡量將速度放慢、力道放輕。

STEP 3
前側、外側、後側、內側各點一下為一次，連續執行 5 到 8 次為 1 組，一次做 3 組。

TIPS

如果無法一次顧及太多區域，不用追求一次到位。先放掉骨盆底肌，回到正常呼吸，也可以放掉縮足，先確保動作品質，再依照步驟慢慢加入別的動作。若想增加動作難度，則可以讓懸空腳負重來增加站立腳維持穩定的難度。

深蹲 p.64

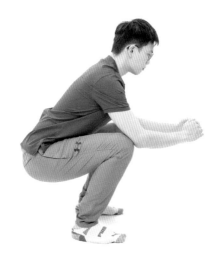

STEP 1

雙腳站立與肩同寬，腳踝與膝蓋朝前作為準備動作。如果腳踝朝前會感到壓迫，可以稍微打開。身體直立，不駝背也不挺胸。找到骨盆的中立位，雙腳執行縮足運動，啟動 Draw-in 呼吸、骨盆底肌。

STEP 2

維持準備動作，接著慢慢往下深蹲，到極限後停留約 5 秒再緩慢回到原位。如果不確定該蹲多低，可以找一根棍子放在脊椎後方，一手握在脖子後側、一手握在腰椎後側，慢慢蹲下。當感覺到腰部往後頂，骨盆快離開中立位時，就是極限。

弓箭步 p.175

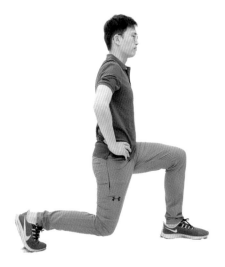

STEP 1　雙腳與肩同寬，腳踝與膝蓋朝前作為準備動作。如果腳踝朝前會感到壓迫，則可以稍微打開。身體維持直立，不駝背也不挺胸。找到骨盆的中立位，雙腳執行縮足運動，啟動 Draw-in 呼吸、骨盆底肌。

STEP 2　往前跨一步，呈現一腳前一腳後的姿勢。確保過程中身體維持直立，不往前傾，將後腳膝蓋慢慢往下壓，直到與地板距離約 1 公分後停留約 10 秒，再慢慢伸直，回到一腳前一腳後的狀態。過程中膝蓋不內扣，維持朝前，並注意承重腳維持縮足運動、啟動 Draw-in 呼吸、骨盆底肌。重複 10 至 20 次為 1 組，一次做 3 至 4 組。

這個動作的速度比較難控制,過程中需盡量放慢。而這個姿勢也比較難維持骨盆底肌持續啟動,因此以維持膝蓋與腳踝朝前、縮足運動、Draw-in 呼吸為目標即可。

如果覺得動作難度太高,可以增加後腳膝蓋與地板的距離到微彎即可。若難以完成動作是因為沒辦法一次顧及太多區域,不用追求一次到位,先放掉骨盆底肌,回到正常呼吸,也可以放掉縮足,先確保動作品質,再依照步驟慢慢加入別的動作。

參考文獻

第一章參考文獻

1. da C Menezes Costa, L., Maher, C. G., Hancock, M. J., McAuley, J. H., Herbert, R. D., & Costa, L. O. (2012). The prognosis of acute and persistent low-back pain: a meta-analysis. *CMAJ : Canadian Medical Association journal = journal de l'Association medicale canadienne*, *184*(11), E613–E624. https://doi.org/10.1503/cmaj.111271

2. Kinkade S. (2007). Evaluation and treatment of acute low back pain. *American family physician*, *75*(8), 1181–1188.

3. Dinan, T. G., & Cryan, J. F. (2017). Gut-brain axis in 2016: Brain-gut-microbiota axis - mood, metabolism and behaviour. *Nature reviews. Gastroenterology & hepatology*, *14*(2), 69–70. https://doi.org/10.1038/nrgastro.2016.200

4. Perlow, E., & Lucado, A. (2013). Persistent shoulder pain: possible visceral or systemic sources. *Physical Therapy Reviews*, *19*(2), 124-130. https://doi.org/10.1179/1743288X13Y.0000000129

5. Zhang, W., Doherty, M., Peat, G., Bierma-Zeinstra, M. A., Arden, N. K., Bresnihan, B., Herrero-Beaumont, G., Kirschner, S., Leeb, B. F., Lohmander, L. S., Mazières, B., Pavelka, K., Punzi, L., So, A. K., Tuncer, T., Watt, I., & Bijlsma, J. W. (2010). EULAR evidence-based recommendations for the diagnosis of knee osteoarthritis. *Annals of the rheumatic diseases*, *69*(3), 483–489. https://doi.org/10.1136/ard.2009.113100

6. Hunter, D. and Bierma-Zeinstra, S. (2019). Osteoarthritis. *The Lancet*, *393*(10182), pp.1745-1759. https://doi.org/10.1016/S0140-6736(19)30417-9

7. Hunter, T. M., Boytsov, N. N., Zhang, X., Schroeder, K., Michaud, K., & Araujo, A. B. (2017). Prevalence of rheumatoid arthritis in the United States adult population in healthcare claims databases, 2004-2014. *Rheumatology international*, *37*(9), 1551–1557. https://doi.org/10.1007/s00296-017-3726-1

8. Barroso, R., Tricoli, V., Santos Gil, S. D., Ugrinowitsch, C., & Roschel, H. (2012). Maximal strength, number of repetitions, and total volume are differently affected by static-, ballistic-, and proprioceptive neuromuscular facilitation stretching. *Journal of strength and conditioning research*, *26*(9), 2432–2437. https://doi.org/10.1519/JSC.0b013e-31823f2b4d

9. Peck, E., Chomko, G., Gaz, D. V., & Farrell, A. M. (2014). The effects of stretching on performance. *Current sports medicine reports*, *13*(3), 179–185. https://doi.org/10.1249/JSR.0000000000000052

10. Esposito, F., Cè, E., & Limonta, E. (2012). Cycling efficiency and time to exhaustion are reduced after acute passive stretching administration. *Scandinavian journal of medicine & science in sports*, *22*(6), 737–745. https://doi.org/10.1111/j.1600-0838.2011.01327.x

11. Gordon Betts, J., Young, K. A., Wise, J. A., Johnson, E., Poe, B., Kruse, D. H., Korol, O., Johnson, J. E., Womble, M., DeSaix, P. (2013). 10.4 Nervous System Control of Muscle Tension. In *Anatomy and Physiology*. Houston, Texas: OpenStax. https://openstax.org/books/anatomy-and-physiology/pages/10-4-nervous-system-control-of-muscle-tension

12. Cheatham, S. W., Kolber, M. J., Cain, M., & Lee, M. (2015). THE EFFECTS OF SELF-MYOFASCIAL RELEASE USING A FOAM ROLL OR ROLLER MASSAGER ON JOINT RANGE OF MOTION, MUSCLE RECOVERY, AND PERFORMANCE: A SYSTEMATIC REVIEW. *International journal of sports physical therapy*, *10*(6), 827–838.

13. Ahn, S., Kim, S., Kang, S., Jeon, H., Kim, Y. (2013). Asymmetrical change in the pelvis and the spine during cross-legged sitting postures. *Journal of Mechanical Science and Technology*, 27, 3427–3432 . https://doi.org/10.1007/s12206-013-0865-5

14. McNeill, W., & Blandford, L. (2015). Movement Health. *Journal Of Bodywork And Movement Therapies*, *19*(1), 150-159. doi: 10.1016/j.jbmt.2014.12.001

第二章參考文獻

1. Arendt-Nielsen L. (2017). Joint pain: more to it than just structural damage?. *Pain, 158 Suppl 1*, S66–S73. https://doi.org/10.1097/j.pain.0000000000000812

2. Tayashiki, K., Kanehisa, H., & Miyamoto, N. (2021). Does Intra-abdominal Pressure Have a Causal Effect on Muscle Strength of Hip and Knee Joints?. *Journal of strength and conditioning research*, *35*(1), 41–46. https://doi.org/10.1519/JSC.0000000000002649

3. Willson, J. D., & Davis, I. S. (2008). Utility of the frontal plane projection angle in females with patellofemoral pain. *The Journal of orthopaedic and sports physical therapy*, *38*(10), 606–615. https://doi.org/10.2519/jospt.2008.2706

4. Almeida, G. P., Carvalho E Silva, A. P., França, F. J., Magalhães, M. O., Burke, T. N., & Marques, A. P. (2015). Does anterior knee pain severity and function relate to the frontal plane projection angle and trunk and hip strength in women with patellofemoral pain?. *Journal of bodywork and movement therapies*, *19*(3), 558–564. https://doi.org/10.1016/j.jbmt.2015.01.004

5. Wyndow, N., De Jong, A., Rial, K., Tucker, K., Collins, N., Vicenzino, B., Russell, T., & Crossley, K. (2015). Foot and ankle mobility and the frontal plane projection angle in asymptomatic controls. *Journal of Foot and Ankle Research*, *8*(Suppl 2), O43. https://doi.org/10.1186/1757-1146-8-S2-O43

6. Tan, J. M., Crossley, K. M., Munteanu, S. E., Collins, N. J., Hart, H. F., Donnar, J. W., Cleary, G., O'Sullivan, I. C., Maclachlan, L. R., Derham, C. L., Menz, H. B. (2020). Associations of foot and ankle characteristics with knee symptoms and function in individuals with patellofemoral osteoarthritis. *Journal of Foot and Ankle Research, 13*(1). doi:10.1186/ s13047-020-00426-8

7. Rowe, P. J., Myles, C. M., Walker, C., & Nutton, R. (2000). Knee joint kinematics in gait and other functional activities measured using flexible electrogoniometry: how much knee motion is sufficient for normal daily life?. *Gait & posture, 12*(2), 143–155. https:// doi.org/10.1016/s0966-6362(00)00060-6

8. Tyler, T. F., Nicholas, S. J., Mullaney, M. J., & McHugh, M. P. (2006). The role of hip muscle function in the treatment of patellofemoral pain syndrome. *The American journal of sports medicine, 34*(4), 630–636. https://doi.org/10.1177/0363546505281808

9. Sadeghisani, M., Manshadi, F. D., Kalantari, K. K., Rahimi, A., Namnik, N., Karimi, M. T., & Oskouei, A. E. (2015). Correlation between Hip Rotation Range-of-Motion Impairment and Low Back Pain. A Literature Review. *Ortopedia, traumatologia, rehabilitacja, 17*(5), 455–462. https://doi.org/10.5604/15093492.1186813

10. Huener, A. (2009). Use of Pelvic Clocks for Physical Therapy Management of a Patient with Sacroiliac Dysfunction and Low Back Pain: A Case Report. *Physical Therapy Scholarly Projects*. 517.

11. Acharry, N., & Kutty, R. (2015). Abdominal exercise with bracing, a therapeutic efficacy in reducing diastasis-recti among POSTPARTAL females. *International Journal Of Physiotherapy And Research, 3*(2), 999-1005. doi: 10.16965/ijpr.2015.122

12. V., M., G., S., TV, C., & V., R. (2016). Effect of exercise on diastasis recti abdominis among the primiparous women: a quasi-experimental study. *International Journal Of Reproduction, Contraception, Obstetrics And Gynecology*, 4441-4446. doi: 10.18203/2320-1770. ijrcog20164360

第三章參考文獻

1. Kim, I. J., Kim, H. A., Seo, Y. I., Jung, Y. O., Song, Y. W., Jeong, J. Y., & Kim, D. H. (2011). Prevalence of knee pain and its influence on quality of life and physical function in the Korean elderly population: a community based cross-sectional study. *Journal of Korean medical science, 26*(9), 1140–1146. https://doi.org/10.3346/jkms.2011.26.9.1140

2. Rutland, M., O'Connell, D., Brismée, J. M., Sizer, P., Apte, G., & O'Connell, J. (2010). Evidence-supported rehabilitation of patellar tendinopathy. *North American journal of sports physical therapy : NAJSPT, 5*(3), 166–178.

3. Sathe, V. M., Ireland, M. L., Ballantyne, B. T., Quick, N. E., & McClay, I. S. (2002). Acute effects

of the Protonics system on patellofemoral alignment: an MRI study. *Knee surgery, sports traumatology, arthroscopy : official journal of the ESSKA, 10*(1), 44–48. https://doi.org/10.1007/s001670100249

4. McWalter, E. J., Cibere, J., MacIntyre, N. J., Nicolaou, S., Schulzer, M., & Wilson, D. R. (2007). Relationship between varus-valgus alignment and patellar kinematics in individuals with knee osteoarthritis. *The Journal of bone and joint surgery. American volume, 89*(12), 2723–2731. https://doi.org/10.2106/JBJS.F.01016

5. Bennell, K., Duncan, M., Cowan, S., McConnell, J., Hodges, P., & Crossley, K. (2010). Effects of vastus medialis oblique retraining versus general quadriceps strengthening on vasti onset. *Medicine and science in sports and exercise, 42*(5), 856–864. https://doi.org/10.1249/MSS.0b013e3181c12771

6. Smith, T. O., Bowyer, D., Dixon, J., Stephenson, R., Chester, R., & Donell, S. T. (2009). Can vastus medialis oblique be preferentially activated? A systematic review of electromyographic studies. *Physiotherapy theory and practice, 25*(2), 69–98. https://doi.org/10.1080/09593980802686953

7. Caylor, D., Fites, R., & Worrell, T. W. (1993). The relationship between quadriceps angle and anterior knee pain syndrome. *The Journal of orthopaedic and sports physical therapy, 17*(1), 11–16. https://doi.org/10.2519/jospt.1993.17.1.11

8. Almeida, G. P., Silva, A. P., França, F. J., Magalhães, M. O., Burke, T. N., & Marques, A. P. (2016). Q-angle in patellofemoral pain: relationship with dynamic knee valgus, hip abductor torque, pain and function. *Revista brasileira de ortopedia, 51*(2), 181–186. https://doi.org/10.1016/j.rboe.2016.01.010

9. Zazulak, B. T., Hewett, T. E., Reeves, N. P., Goldberg, B., & Cholewicki, J. (2007). Deficits in neuromuscular control of the trunk predict knee injury risk: a prospective biomechanical-epidemiologic study. *The American journal of sports medicine, 35*(7), 1123–1130. https://doi.org/10.1177/0363546507301585

10. Hewett, T. E., Paterno, M. V., & Myer, G. D. (2002). Strategies for enhancing proprioception and neuromuscular control of the knee. *Clinical orthopaedics and related research*, (402), 76–94. https://doi.org/10.1097/00003086-200209000-00008

11. Lavine R. (2010). Iliotibial band friction syndrome. *Current reviews in musculoskeletal medicine, 3*(1-4), 18–22. https://doi.org/10.1007/s12178-010-9061-8

12. Chaudhry, H., Schleip, R., Ji, Z., Bukiet, B., Maney, M., & Findley, T. (2008). Three-dimensional mathematical model for deformation of human fasciae in manual therapy. *The Journal of the American Osteopathic Association, 108*(8), 379–390. https://doi.org/10.7556/jaoa.2008.108.8.379

13. Hall, M., & Chadwick Smith, J. (2018). THE EFFECTS OF AN ACUTE BOUT OF FOAM ROLLING ON HIP RANGE OF MOTION ON DIFFERENT TISSUES. *International journal of sports physical therapy, 13*(4), 652–660.

14. Vaughan, B., McLaughlin, P., & Lepley, A. (2014). Immediate changes in pressure pain threshold in the iliotibial band using a myofascial (foam) roller. *International Journal Of Therapy And Rehabilitation, 21*(12), 569-574. doi: 10.12968/ijtr.2014.21.12.569

15. 圖 3-5：Gray, H. (1918). *Gray's Anatomy of the Human Body* (20th ed.). Lea & Febiger.

16. 圖 3-21：Quadriceps-couleur def. (2008). [Image]. Retrieved from https://commons.wikimedia.org/wiki/File:Quadriceps-couleur_def.jpg

17. 圖 3-22：Gasperl, M. (2014). *Quadriceps* [Image]. Retrieved from https://commons.wikimedia.org/wiki/File:Quadriceps.png

第四章參考文獻

1. Nelson-Wong, E., Gregory, D. E., Winter, D. A., & Callaghan, J. P.（2008）. Gluteus medius muscle activation patterns as a predictor of low back pain during standing. *Clinical biomechanics（Bristol, Avon）, 23*（5）, 545–553. https://doi.org/10.1016/j.clinbiomech.2008.01.002

2. Leinonen, V., Kankaanpää, M., Airaksinen, O., & Hänninen, O.（2000）. Back and hip extensor activities during trunk flexion/extension: effects of low back pain and rehabilitation. *Archives of physical medicine and rehabilitation, 81*（1）, 32–37. https://doi.org/10.1016/s0003-9993（00）90218-1

3. Kankaanpää, M., Taimela, S., Laaksonen, D., Hänninen, O., & Airaksinen, O.（1998）. Back and hip extensor fatigability in chronic low back pain patients and controls. *Archives of physical medicine and rehabilitation, 79*（4）, 412–417. https://doi.org/10.1016/s0003-9993（98）90142-3

4. Christmas, C., Crespo, C. J., Franckowiak, S. C., Bathon, J. M., Bartlett, S. J., & Andersen, R. E.（2002）. How common is hip pain among older adults? Results from the Third National Health and Nutrition Examination Survey. *The Journal of family practice, 51*（4）, 345–348.

5. Cecchi, F., Mannoni, A., Molino-Lova, R., Ceppatelli, S., Benvenuti, E., Bandinelli, S., Lauretani, F., Macchi, C., & Ferrucci, L.（2008）. Epidemiology of hip and knee pain in a community based sample of Italian persons aged 65 and older. *Osteoarthritis and cartilage, 16*（9）, 1039–1046. https://doi.org/10.1016/j.joca.2008.01.008

6. Thorborg, K., Rathleff, M. S., Petersen, P., Branci, S., & Hölmich, P.（2017）. Prevalence and severity of hip and groin pain in sub-elite male football: a cross-sectional cohort study of 695 players. *Scandinavian journal of medicine & science in sports, 27*（1）, 107–114. https://doi.org/10.1111/sms.12623

7. Langhout, R., Weir, A., Litjes, W., Gozeling, M., Stubbe, J. H., Kerkhoffs, G., & Tak, I.（2019）. Hip and groin injury is the most common non-time-loss injury in female amateur football. *Knee surgery, sports traumatology, arthroscopy : official journal of the ESSKA, 27*（10）, 3133–3141. https://doi.org/10.1007/s00167-018-4996-1

8. Bedaiwy, M. A., Patterson, B., & Mahajan, S.（2013）. Prevalence of myofascial chronic pelvic pain and the effectiveness of pelvic floor physical therapy. *The Journal of reproductive medicine, 58*（11-12）, 504–510.

9. Winston, P., Awan, R., Cassidy, J. D., & Bleakney, R. K.（2007）. Clinical exam-

ination and ultrasound of self-reported snapping hip syndrome in elite ballet dancers. *The American journal of sports medicine*, 35（1）, 118–126. https://doi.org/10.1177/0363546506293703

10. Probst, D., Stout, A., & Hunt, D.（2019）. Piriformis Syndrome: A Narrative Review of the Anatomy, Diagnosis, and Treatment. *PM & R : the journal of injury, function, and rehabilitation*, *11 Suppl 1*, S54–S63. https://doi.org/10.1002/pmrj.12189

11. Hopayian, K., & Danielyan, A.（2018）. Four symptoms define the piriformis syndrome: an updated systematic review of its clinical features. *European journal of orthopaedic surgery & traumatology : orthopedie traumatologie*, 28（2）, 155–164. https://doi.org/10.1007/s00590-017-2031-8

12. Jankovic, D., Peng, P., & van Zundert, A.（2013）. Brief review: piriformis syndrome: etiology, diagnosis, and management. *Canadian journal of anaesthesia = Journal canadien d'anesthesie*, 60（10）, 1003–1012. https://doi.org/10.1007/s12630-013-0009-5

13. Capson, A. C., Nashed, J., & Mclean, L.（2011）. The role of lumbopelvic posture in pelvic floor muscle activation in continent women. *Journal of electromyography and kinesiology : official journal of the International Society of Electrophysiological Kinesiology*, 21（1）, 166–177. https://doi.org/10.1016/j.jelekin.2010.07.017

14. Oxland, T. R., & Panjabi, M. M.（1992）. The onset and progression of spinal injury: a demonstration of neutral zone sensitivity. *Journal of biomechanics*, 25（10）, 1165–1172. https://doi.org/10.1016/0021-9290（92）90072-9

15. Kiefer, A., Shirazi-Adl, A., & Parnianpour, M.（1997）. Stability of the human spine in neutral postures. *European spine journal : official publication of the European Spine Society, the European Spinal Deformity Society, and the European Section of the Cervical Spine Research Society*, 6（1）, 45–53. https://doi.org/10.1007/BF01676574

16. Stokes, I. A., Gardner-Morse, M. G., & Henry, S. M.（2010）. Intra-abdominal pressure and abdominal wall muscular function: Spinal unloading mechanism. *Clinical biomechanics（Bristol, Avon）*, 25（9）, 859–866. https://doi.org/10.1016/j.clinbiomech.2010.06.018

17. Distefano, L. J., Blackburn, J. T., Marshall, S. W., & Padua, D. A.（2009）. Gluteal muscle activation during common therapeutic exercises. *The Journal of orthopaedic and sports physical therapy*, 39（7）, 532–540. https://doi.org/10.2519/jospt.2009.2796

18. Reiman, M. P., Bolgla, L. A., & Loudon, J. K.（2012）. A literature review of studies evaluating gluteus maximus and gluteus medius activation during rehabilitation exercises. *Physiotherapy theory and practice*, 28（4）, 257–268. https://doi.org/10.3109/09593985.2011.604981

19. Neumann D. A.（2010）. Kinesiology of the hip: a focus on muscular actions. *The Journal of orthopaedic and sports physical therapy*, 40（2）, 82–94. https://doi.org/10.2519/jospt.2010.3025

20. Kameda, M., Tanimae, H., Kihara, A., & Matsumoto, F.（2020）. Does low back pain

or leg pain in gluteus medius syndrome contribute to lumbar degenerative disease and hip osteoarthritis and vice versa? A literature review. *Journal of physical therapy science, 32*（2）, 173–191. https://doi.org/10.1589/jpts.32.173

21. 圖 4-2：Gray, H. （1918）. *Gray's Anatomy of the Human Body* （20th ed.）. Lea & Febiger.

22. 圖 4-10：Scientific Animations Inc. （2020）. *3D Medical Animation Levator Ani structure* [Image]. Retrieved from https://commons.wikimedia.org/wiki/File:3D_Medical_Animation_Levator_Ani_structure.jpg

23. 圖 4-19：Lee, K. S., Rosas, H. G., & Phancao, J. P. （2013）. Snapping hip: imaging and treatment. *Seminars in musculoskeletal radiology, 17*（3）, 286–294. https://doi.org/10.1055/s-0033-1348095

第五章參考文獻

1. Bell, D. R., Oates, D. C., Clark, M. A., & Padua, D. A. (2013). Two- and 3-dimensional knee valgus are reduced after an exercise intervention in young adults with demonstrable valgus during squatting. *Journal of athletic training, 48*(4), 442–449. https://doi.org/10.4085/1062-6050-48.3.16

2. Moon, D. C., Kim, K., & Lee, S. K. (2014). Immediate Effect of Short-foot Exercise on Dynamic Balance of Subjects with Excessively Pronated Feet. *Journal of physical therapy science, 26*(1), 117–119. https://doi.org/10.1589/jpts.26.117

3. Sulowska, I., Oleksy, Ł., Mika, A., Bylina, D., & Sołtan, J. (2016). The Influence of Plantar Short Foot Muscle Exercises on Foot Posture and Fundamental Movement Patterns in Long-Distance Runners, a Non-Randomized, Non-Blinded Clinical Trial. *PloS one, 11*(6), e0157917. https://doi.org/10.1371/journal.pone.0157917

4. Lee, E., Cho, J., & Lee, S. (2019). Short-Foot Exercise Promotes Quantitative Somatosensory Function in Ankle Instability: A Randomized Controlled Trial. *Medical science monitor : international medical journal of experimental and clinical research, 25*, 618–626. https://doi.org/10.12659/MSM.912785

5. Kuhtz-Buschbeck, J., & Keller, P. (2019). Muscle activity in throwing with the dominant and non-dominant arm. *Cogent Medicine, 6*(1), 1678221. doi: 10.1080/2331205x.2019.1678221

6. McNeill, W., & Blandford, L. (2015). Movement health. *Journal of bodywork and movement therapies, 19*(1), 150–159. https://doi.org/10.1016/j.jbmt.2014.12.001

7. Hodges, P. W., & Richardson, C. A. (1997). Feedforward contraction of transversus abdominis is not influenced by the direction of arm movement. *Experimental brain research, 114*(2), 362–370. https://doi.org/10.1007/pl00005644

8. Zazulak, B. T., Hewett, T. E., Reeves, N. P., Goldberg, B., & Cholewicki, J. (2007). Deficits in neuromuscular control of the trunk predict knee injury risk: a prospective biomechanical-epidemiologic study. *The American journal of sports medicine, 35*(7),

1123–1130. https://doi.org/10.1177/0363546507301585

9. Wallden M. (2017). The diaphragm - More than an inspired design. *Journal of bodywork and movement therapies*, *21*(2), 342–349. https://doi.org/10.1016/j.jbmt.2017.03.013

10.Dehghan, M., Malakoutikhah, A., Ghaedi Heidari, F., & Zakeri, M. A. (2020). The Effect of Abdominal Massage on Gastrointestinal Functions: a Systematic Review. *Complementary therapies in medicine*, *54*, 102553. https://doi.org/10.1016/j.ctim.2020.102553

11.Bove, G. M., & Chapelle, S. L. (2012). Visceral mobilization can lyse and prevent peritoneal adhesions in a rat model. *Journal of bodywork and movement therapies*, *16*(1), 76–82. https://doi.org/10.1016/j.jbmt.2011.02.004

12.ANDRALOJC J. (2003). Pollack, G.H. Cells, gels and the engines of life. (A new, unifying approach to cell function) 1st edn. *Annals of Botany*, *91*(3), 404–405. https://doi.org/10.1093/aob/mcg030

13.Schleip, R., Jäger, H., & Klingler, W. (2012). What is 'fascia'? A review of different nomenclatures. *Journal of bodywork and movement therapies*, *16*(4), 496–502. https://doi.org/10.1016/j.jbmt.2012.08.001

14.Fukunaga, T., Kawakami, Y., Kubo, K., & Kanehisa, H. (2002). Muscle and tendon interaction during human movements. *Exercise and sport sciences reviews*, *30*(3), 106–110. https://doi.org/10.1097/00003677-200207000-00003

15.Kawakami, Y., Muraoka, T., Ito, S., Kanehisa, H., & Fukunaga, T. (2002). In vivo muscle fibre behaviour during counter-movement exercise in humans reveals a significant role for tendon elasticity. *The Journal of physiology*, *540*(Pt 2), 635–646. https://doi.org/10.1113/jphysiol.2001.013459

16.Aman, J. E., Elangovan, N., Yeh, I. L., & Konczak, J. (2015). The effectiveness of proprioceptive training for improving motor function: a systematic review. *Frontiers in human neuroscience*, *8*, 1075. https://doi.org/10.3389/fnhum.2014.01075

17.圖 5-9：Gordon Betts, J., Young, K. A., Wise, J. A., Johnson, E., Poe, B., Kruse, D. H., Korol, O., Johnson, J. E., Womble, M., DeSaix, P. (2013). 11.4 Axial Muscles of the Abdominal Wall, and Thorax. In *Anatomy and Physiology*. Houston, Texas: OpenStax. https://openstax.org/books/anatomy-and-physiology/pages/11-4-axial-muscles-of-the-abdominal-wall-and-thorax

疼痛修復科學 THE SCIENCE OF PAIN RELIEF

作　　者｜李曜舟／阿舟物理治療師

責任編輯｜楊玲宜 Erin Yang
責任行銷｜鄧雅云 Elsa Deng
封面裝幀｜李涵硯 Han Yen Li
攝　　影｜張永達
版面構成｜張語辰 Chang Chen
校　　對｜鄭世佳 Josephine Cheng

發 行 人｜林隆奮 Frank Lin
社　　長｜蘇國林 Green Su

總 編 輯｜葉怡慧 Carol Yeh
主　　編｜鄭世佳 Josephine Cheng
業務處長｜吳宗庭 Tim Wu
業務主任｜蘇倍生 Benson Su
業務專員｜鍾依娟 Irina Chung
業務秘書｜陳曉琪 Angel Chen
　　　　　莊皓雯 Gia Chuang
行銷主任｜朱韻淑 Vina Ju

發行公司｜精誠資訊股份有限公司
　　　　　悅知文化
地　　址｜105台北市松山區復興北路99號12樓
專　　線｜(02) 2719-8811
傳　　真｜(02) 2719-7980
網　　址｜http://www.delightpress.com.tw
客服信箱｜cs@delightpress.com.tw
ISBN：978-986-510-241-8
初版一刷｜2022年10月
建議售價｜新台幣450元

國家圖書館出版品預行編目資料

疼痛修復科學: 放鬆筋膜X微重訓, 精準模
式對症解痛, 找回身體主控權/李曜舟著.
-- 初版. -- 臺北市：精誠資訊股份有限公司,
2022.09
　面；　公分
ISBN 978-986-510-241-8(平裝)
1.CST: 疼痛醫學 2.CST:運動訓練

415.942　　　　　　　　　　111013696

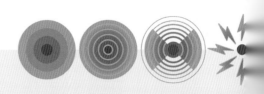

悦知文化
Delight Press

以科學方法
理解疼痛原因，
掌握身體主控權！

—————《疼痛修復科學》

請拿出手機掃描以下QRcode或輸入
以下網址，即可連結讀者問卷。
關於這本書的任何閱讀心得或建議，
歡迎與我們分享 ☺

https://bit.ly/3ioQ55B

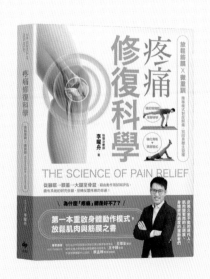